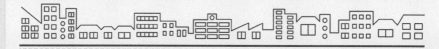

# ケアプラン
## 困ったときに開く本

佐藤ちよみ 著

技術評論社

◎ 本書記載の内容は、2017年5月現在のものです。本書発行後の法改正等により、ご利用時には変更されている場合もあります。あらかじめご了承ください。

## はじめに

　介護保険制度がスタートして17年。現在、「介護支援専門員の質の向上」と「ケアプランの適正化」が問題とされています。前者によって、平成28年度より、介護支援専門員の研修体系が見直され、新たな体系による、カリキュラムで研修がスタートしていますが、まぁあまり過度な期待をもたず、成果を見極めたいところです。後者に対しては、介護支援専門員が適切にケアプランを作成しているか否かを、保険者が確認するという仕組み作りです。各保険者が地域事業所を選別し、そこで働く介護支援専門員の作成によるケアプランをもとに、保険者と介護支援専門員が面談し、どのような経緯で作成されたのかを確認しつつ、サービス提供の過不足を点検、必要に応じて指導を行うというもの。

　いち早く反応した東京都は、平成26年3月に「保険者と介護支援専門員が共に行うケアマネジメントの質の向上ガイドライン」を作成。ここで魔の「リ・アセスメント支援シート」を新たに導入し、平成27年度の介護支援専門員実務研修から導入済み。本書でも、この「リ・アセスメント支援シート」も導入し、真剣勝負で解説中。興味のある方は早速ご覧ください。

　一方、国は、平成25年1月に、「介護支援専門員の資質向上と今後の在り方に関する検討会」の中間まとめを発表。各種の課題を指摘。その上で、「課題整理総括表」「評価表」を作成しました。先に東京都にしてやられた形になった厚労省は捲土重来、平成26年6月に介護保険情報として「課題整理総括表・評価表の活用の手引き」を出しました。これが丁寧に作られていれば良かったのですが、イマイチねぇ。平成28年度の介護支援専門員の法定研修では、この課題整理総括表や評価表の作成方法を導入して、研修をスタートしているところもあり、実務研修はこの帳票を使用して指導がなされているはず。なんせ国の帳票ですからね、これ。

　時は経過し、平成26年8月26日、第106回社会保障審議会の資料1において、居宅サービス事業所に求められる機能（イメージ）が出されま

したが、そこには、利用者の「心身機能の維持・向上」「活動の維持・向上」「社会参加の促進」その結果「家族負担の軽減」がなされるとありました。この「心身機能」「活動」「参加」とは、まさしくICF（国際生活機能分類）の言語であり、生活機能を細分化した言葉です。これまでまとめて「生活機能の維持・向上」を目指すとしていたものが、個別の機能が明確に取り上げられていました。しかるに先の「リ・アセスメント支援シート」「課題整理総括表」には、このような細分化した機能が全然反映されていない。どうも繋がっていかないのがねぇ……。

　今後は、居宅サービス事業所が、ケアプランに基づいてサービスを提供した暁には、これらの機能の「改善」「維持」「悪化」などを評価することが求められていくでしょう。佐藤は、ケアプラン作成時、このICFの視点「心身機能」「活動」「参加」「環境（家族および地域）」の課題を意図的に抽出していけば、居宅サービス事業所も評価がしやすくなるだろうと考えました。

　本書では、東京都が作成した「リ・アセスメント支援シート」や、厚労省が示した「課題整理総括表」にICFの視点を導入し、4つの視点で課題を導けるように作成し、あちらこちらにこのICFの視点をちりばめた帳票類を挿入しています。介護支援専門員は、利用者が住み慣れた地域でその人らしい生活（心身機能、活動、参加、環境の維持・向上）を継続できるように支援することが求められています。この本が、Q＆A形式をとりつつ、介護支援専門員のプラン作成時のヒントになるよう書いてあります。

　最後に、本書担当の編集部・久保田氏、この原稿を作成するにあたり、私がクエッション（Question）で悩んでいるとき、そばにいてこどもらしい感性でたくさんのヒントをくれた孫娘、執筆に専念させてくれた家族、本書校閲に関わってくれた「ひゃ～参謀」に感謝を申し上げます。

平成29年5月吉日
佐藤ちよみ

# この本のトリセツ

**Question**
みなさんが感じる悩みや疑問を60題、集めました。

**質問の分析**
「知らないこと」を恥じることはありませんが、聞かない方が恥かしい。とはいえ、なんでも聞けばいいというものでもありません。まず、何が問題なのかも分析して、その道筋を本文で解説していきます。

**ポイント**
本文の解説を読んでいく上での「キモ」（最も大事な点）となる部分を「一文」でまとめてみました。

---

### Question 01
### 居宅介護支援のPDCAって……、何ですか？

そうですね。まあ、知らない人は知りませんよね。でも、プロならそう笑ってはすまされません。そもそも、このPDCAって、何を指しているのか？　私だってはじめはわからなかったですよ。この業界、新人でさえ、手取り足取り教えてくれるシステムが今だに構築されていませんから。きっと、管理業務に関係あるらしい。まずは、介護支援専門員が行うPDCAとは、はたしてどんなものなのか、案内してみましょう。

**ポイント**　利用者の現状の維持・改善を目指す。

#### 「未知」から「既知」までの道のり

❶ PDCAとは、何か？ 介護支援専門員の仕事に置き換えてみる
1) 「P」は「Plan」、「計画（居宅サービス計画を立てる）」に関すること。初回は、**そこまでの工程**も入ります。
2) 「D」とは「Do」、「実行する」こと。利用者および家族の意向の調整、サービス提供事業所との調整など、さまざまな調整を行い、サービス担当者会議を開きます。
3) 「C」とは「Check」、「評価する」こと。定期的な**モニタリングや実績確認**などを行い、計画変更の必要性の有無を検討します。
4) 「A」とは「Action」、「改善する」こと。**再アセスメント**を行って、計画を**修正・更新**します。

(7) 毎月、モニタリングを行う
　月末には、サービス提供者から**利用実績とモニタリング用紙**がきます。実績を確認し、サービスが計画通りに提供されているかをチェック。同時に、自分も利用者さん宅を訪問し、先月から今月の状態への変化を把握します。現状が「維持されている」場合には、既存の計画の継続、仮に、状態が「良くなっていたり（**改善**）」「悪くなっている（**悪化**）」場合は、「A」の段階に移行します。同時に、次月の「利用票および利用者別表」を説明し、同意を得て交付します。

❹ とうとう、「C」から「A」、そして、「A」から「P」への段階
(8) 認定期間の終了前に、「再アセスメント」を行い、計画を更新する
　「要介護認定」の**更新**は60日前から可能です。介護保険制度を引き続き利用する旨を確認後、「要介護認定申請」ができるようにサポートします。同時に、「**アセスメント**」し、現状を把握、利用者さんなどの困りごとや要望を改めて把握します。サービス提供事業所には、認定期間終了に合わせ、**サービス担当者会議**を開催したい旨を伝え、その日程を調整します。自分の「**アセスメント結果**」、サービス提供者からの「**評価結果**」を踏み、「**居宅サービス計画**」（原案）を作成します。

### とりあえず、nswer

このように、居宅介護支援の「PDCA」とは、ずばり、**介護支援専門員の役割や業務そのもの**、ということが理解できたでしょうか。また、その「PDCA」こそ介護支援専門員の役割、業務であるならば、当然これらの行為を行ったという「**記録**」が求められます。特に、「D」の実行分では、さまざまな調整を行うことが記載されています。電話、メール、FAXのそれぞれの送受信の記録は忘れず記載しておきましょう。

---

**その状況を「ひとこと」で吟じると**
もし、その状況に著者が遭遇したらどういう心境かをひとことで表しました。

**本文**
普通に解説しています。また、記載してある帳票類を新旧取り混ぜてちりばめています。

**とりあえず、Answer**
なぜ「とりあえず」なのか？　答えは千差万別で何通りも考えられます。まず、違う利用者さんだったり、同じ利用者さんでも日時などによって答えも、いやアプローチ方法まで変わってくるのです。でも、「あとはご自分で（答えを）考えてください」ではあまりにも不親切なので、「とりあえず、Answer」として、著者としての見解（解答）を述べてみました。

**ケアプラン困ったときに開く本　　もくじ**

はじめに ……………………………………………………………… 3
この本のトリセツ …………………………………………………… 5

## 第1章 アセスメントの前に

**Q01** 居宅介護支援のPDCAって……、何ですか？ ……………… 10
**Q02** 最初の面接時に、どこまで話を伺ってもよいものなんでしょうか？ … 15
**Q03** 家や部屋の状況からどんなことがわかりますか？ ………… 19
**Q04** 前任者から引き継ぎましたが、なかなか信頼関係が構築できません(泣) … 22
**Q05** 意思疎通がうまくできない方で、話すのに時間がかかり困っています。 … 26
**Q06** これから退院となる方の支援や、病院との連携方法を教えてください。 … 30
**Q07** 初回訪問時に「ゴミ屋敷」と遭遇。どうしたらよいのでしょう？ … 34
**Q08** 初回訪問時に虐待を疑う場面を発見！　さてどうすればよいか？ … 38
**Q09** 「支援経過記録」って、何を書くの？ ……………………… 42

## 第2章 アセスメント

**Q10** アセスメントに時間がかかっちゃう！　どうすればよいでしょうか？ … 48
**Q11** 「本人の意向の確認」が困難な場合、どうすればよいのでしょうか？ … 52
**Q12** 家族の訴えが手強く、ご本人の希望がわかりません。どうすればよい？ … 55
**Q13** ご家族が多く、意見がまとまりません。どうすればよいでしょうか？ … 59
**Q14** 家族図は、どのように描けばよいでしょうか？ …………… 63
**Q15** 「チェックポイントシート」って必要ですか？ …………… 67

## 第3章 ケアプランの作成

**Q16** 「ICF」(国際生活機能分類)を意識したプランニングって？ … 74
**Q17** 「居宅サービス計画」って、結局どう作ればよいんでしょうか？ … 78

**Q18** そもそも、「生活全般の解決すべき課題」とは何でしょうか？……… 82
**Q19** 「長期目標」と「短期目標」の書き方を知りたいです。 ……… 85
**Q20** 目標の具体的な引き出し方を教えてください！……… 89
**Q21** 「長期目標」も「短期目標」も同じような文面になってしまいます……。 95
**Q22** 「長期目標」と「短期目標」の期間は、どのように設定すればよい？ … 100
**Q23** サービス内容の書き方について知りたいのですが。 ……… 104
**Q24** 家族の意向はどう書けばよいですか？ ……… 108
**Q25** 「総合的な援助の方針」の書き方が知りたいのですが。 ……… 112
**Q26** 「週間サービス計画表」を作成するときの注意点を教えてください。… 115
**Q27** 「生活機能を向上させるためのプランニング」ってどう作る？ … 120
**Q28** 「生活行為の向上」って、ううん、何でしょうか？ ……… 125
**Q29** 「暫定プラン」から「本プラン」への決定。サービス担当者会議が必要？ 129
**Q30** 「居宅サービス計画」と「給付管理」とは、どうつながっている？ … 133
**Q31** 「リ・アセスメント支援シート」を初めて見ましたが、何ですか？ … 137

# 第4章 サービスの選択・提案

**Q32** サービス提供事業所の案内方法を教えてください。 ……… 146
**Q33** 通所系サービスが必要だと思いますが、どう案内すればよいか？ … 150
**Q34** 医療系サービスの導入ポイントを教えて！ ……… 154
**Q35** 薬剤師さんの役割をサービスに組み込みたいのですが……。 … 158
**Q36** どこまで「生活援助」で認められますか？ ……… 163
**Q37** 「地域密着型のサービス」の特徴って何でしょうか？ ……… 167
**Q38** 「居宅サービス計画」にインフォーマルなサービスを入れる方法は？ … 171
**Q39** 「インフォーマル」なサービスを増やすにはどうすればよいか？ … 175
**Q40** 支給限度額を「めいっぱい使いたい！」という方。どうすれば？… 179
**Q41** サービス事業者との「ファーストコンタクト」の際の注意事項は？ … 182

# 第5章 サービス担当者会議

- **Q42** 初回の「サービス担当者会議」の開き方が知りたいです！……188
- **Q43** サービス担当者会議を開催する目的を教えてください。……192
- **Q44** ふつう、「サービス担当者会議」って1回で済みますか？……196
- **Q45** サービス担当者会議に主治医が出てくれません。どうすれば？……199
- **Q46** 「課題整理総括表」って何ですか？……203

# 第6章 モニタリング・変更・更新

- **Q47** 「モニタリング」と「評価」って、どう違うんですか？……208
- **Q48** 「居宅サービス計画」を更新しますが、初めてです。手順は？……211
- **Q49** 居宅サービス計画で「軽微な変更」を行う場合は？……215
- **Q50** 月途中での「サービス変更」は可能ですか？……218
- **Q51** 要介護認定の「更新手続き」は、どうしたもんでしょう？……221
- **Q52** 「区分変更」とは、どんなときにやるんですか？……225
- **Q53** 「評価表」には何をどう書く？　そもそも「評価表」って何？……228
- **Q54** 自宅でのモニタリングを拒否されています。どうすれば？……232
- **Q55** 訪問サービスですが、娘さんが離れず、現場が困っています……。……236
- **Q56** 利用者がデイサービスに行かなくなりました。どうすれば？……240
- **Q57** 「栄養指導」を守ってくれません。どうすれば？……244
- **Q58** 専門病院への受診が必要。娘さんへのサポートは？……248
- **Q59** 利用者が入院しました！　ベッドなどはどうすれば？……252
- **Q60** ご家族が在宅での看取りを希望。支援での心構えは？……256

- ●付録 「指定基準」と本書の「Q&A」の対応箇所……260

# 第1章
# アセスメントの前に

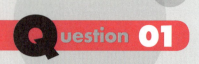

# 居宅介護支援のPDCAって……、何ですか?

そうですねぇ。まぁ、知らない人は知りませんよね。でも、プロならそうそう笑ってはすまされません。そもそも、このPDCAって、何を指しているのか? 私だってはじめはわからなかったですよ。この業界、新人でさえ、手取り足取り教えてくれるシステムがいまだに構築されていませんから。きっと、管理業務に関係あるらしい。まずは、介護支援専門員が行うPDCAとは、はたしてどんなものなのか、案内してみましょう。

 利用者の現状の維持・改善を目指す。

## 「未知」から「既知」までの道のり

❶ **PDCAとは、何か? 介護支援専門員の仕事に置き換えてみる**

1) 「P」は「Plan」、「計画(居宅サービス計画を立てる)」に関すること。初回は、そこまでの工程も入ります。
2) 「D」とは「Do」、「実行する」こと。利用者および家族の意向の調整、サービス提供事業所との調整など、さまざまな調整を行い、サービス担当者会議を開きます。
3) 「C」とは「Check」、「評価する」こと。定期的なモニタリングや実績確認などを行い、計画変更の必要性の有無を検討します。
4) 「A」とは「Action」。「改善する」こと。再アセスメントを行って、計画を修正・更新します。

# 居宅介護支援のPDCAって……、何ですか？

**居宅介護支援のPDCA**

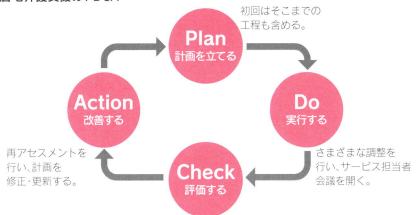

　これが「PDCA」サイクルであり、「介護支援の展開」と呼ばれるものです。計画とは、作りっぱなしのままでは、すぐ現状に合わなくなります。適時の更新が求められます。そのため、介護支援専門員には、4)までいき、再度1)に進む。これをクルクルと巡回させ、継続的に改善していくことが求められています。

　どうです？　素晴らしいでしょう。ケアマネジメントって感じですよね。**介護支援専門員は、これらの連携を管理するマネジャー**（manager：管理者）です。高いところから鳥瞰的（大局的：広く総合的にとらえる）な視点を持つ思考が求められているのです。「忙しい」「忙しい」が口癖の介護支援専門員は、利用者さんの近辺で右往左往し、局所的な視点で判断・行動している人ですね。いわば、「虫瞰（虫の目）」の視点とでもいいましょうか。そんな視点では、対象が大きすぎて、このサイクルをまわせませんよ。局所的な視点は、信頼できるサービス提供事業所などにお任せしましょう。以下、詳細に案内します。

## ❷「P」から「D」までの段階
### (1) エントリーの段階
　利用者さんが、あなたの前に「出現」された段階です。ここでは、介護保険

制度の利用方法などを説明し、「要介護認定」の申請方法など基本事項を案内します。

## (2) インテークの段階

「契約」を目的とした面談を行います。つまり、本人と直接面談し、利用者などに自分が働いている居宅介護支援事業所のパンフレットや重要事項説明書を見せて、介護保険下でのルールや費用、事業内容を説明し、同意を得られたら「契約」となります。これを利用者の「選択に資する援助」といいます。

## (3) 「居宅サービス計画」(原案)の作成の段階

居宅介護支援に必要な情報は、「課題分析標準項目」に沿っての収集がお勧め。「生活全般の解決すべき課題」を抽出し、**長期目標**、**短期目標**を作成します。次にこの**短期目標**の達成に想定できる、必要な**サービス内容**を抽出します。最後にそのサービス内容を提供してくれる**サービス種別**をピックアップし、提供できるかどうか、各種調整し、計画内に入れ込みます。

## (4) 利用者さんに、サービス提供事業所を「選択する機会」を提供する

利用者さんに、**サービス提供者**を選択できることを伝えます。利用にあたっては、各サービス提供事業所と利用者さんは、**契約**する必要があることを説明します。利用者さんの同意のもと、(プランに沿った)サービス提供ができるという事業所に、「居宅サービス計画」(原案)などを提示します。この場で、サービス担当者会議の**日程調整**も行っておきましょう。

サービス提供者は、居宅サービス計画(原案)とともに送付された利用申込書をもとに、利用者像を想定します。サービス提供者も事前訪問を行い、こちらも自事業所のパンフレットや重要事項説明書を用いて、事業内容を説明。同意を得られたら、「契約」します。

## PDCAの詳細

居宅介護支援事業所
（エントリー）相談受付
ケアマネジメント作成依頼・契約

Ⓟ **計画**
工程表の作成
ケアプラン原案の作成

Ⓓ **実行**
サービス担当者会議
調整・連携

Ⓒ **モニタリング評価**

Ⓐ **再アセスメント**

Ⓟ計画更新して（根回し）
Ⓓへ

> 居宅サービス事業所
> 相談受付・サービスの申込みにおける調整
> サービス事業所等を選択・依頼・契約
>
> P　計画（原案）
> 　　サービス担当者会議へ参加・計画を承認
> D　援助を実行
> C　モニタリング・評価　ケアカンファレンス
> A　再アセスメント
> P　計画更新して
> 　　Dへ

## ❸「D」から「C」までの段階

### (5)「サービス担当者会議」を開催する

　利用者さん・ご家族・サービス提供者さんが一堂にそろい、「居宅サービス計画」（原案）の内容の共有を図ります。そして、課題や短期目標の妥当性、サービスのミスマッチの有無などを話し合い、会議で「承認」を得た「居宅サービス計画」（原案ではない）を、各サービス事業所に交付します。同時に利用者さんなどに説明し、「同意」を得てサインなどをいただきましょう。そして、「週間プラン」に連動した「利用票および利用票別表」（サービス提供表）を作成し、利用者さんや各サービス提供者さんに配布します。

### (6) 利用者さんなどの状況の変化をこまめに把握する

　サービス導入当初は利用者さんなども、家に訪ねてくる見覚えのない人々との関わりが突然発生し、緊張や不安をかかえたりする可能性が大です。これを緩和するため、こまめに連絡を入れ、（サービスを利用することによる）新たな困りごとの有無を把握します。これで、まぁ契約したらしっぱなしのケアマネ（怒）という印象は薄くなります。

### (7) 毎月、モニタリングを行う

月末には、サービス提供者から利用実績とモニタリング用紙がきます。実績を確認し、サービスが計画通りに提供されているかをチェック。同時に、自分も利用者さん宅を訪問し、先月の状態から今月の状態への変化を把握します。現状が「維持されている」場合には、既存の計画の継続（もし、状態が「良くなっていたり（改善）」、「悪くなっている（悪化）」場合は、「A」の段階に移行します）。同時に、次月の「利用票および利用表別表」を説明し、同意を得て交付します。

## ❹ とうとう、「C」から「A」、そして、「A」から「P」への段階

### (8) 認定期間の終了前に、「再アセスメント」を行い、計画を更新する

「要介護認定」の更新は60日前から可能です。介護保険制度を引き続き利用する旨を確認後、「要介護認定申請」ができるようにサポートします。同時に、「アセスメント」し、現状を把握、利用者さんなどの困りごとや要望を改めて把握します。サービス提供事業所には、認定期間終了に合わせ、サービス担当者会議を開催したい旨を伝え、その日程を調整します。自分の「アセスメント結果」、サービス提供者からの「評価結果」を鑑み、「居宅サービス計画」（原案）を作成します。

## とりあえず、Answer

このように、居宅介護支援の「PDCA」とは、ずばり、介護支援専門員の役割や業務そのもの、ということが理解できたでしょうか。また、その「PDCA」こそ介護支援専門員の役割、業務であるならば、当然これらの行為を行ったという「記録」が求められます。特に、「D」の実行部分では、さまざまな調整を行うことが求められています。電話、メール、FAXのそれぞれの送受信の記録は忘れず記載しておきましょう。

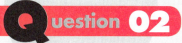

# 最初の面接時に、どこまで話を伺ってもよいものなんでしょうか？

そうですねぇ〜。誰でも、初めて利用者さんと関わる場面では、何を聴いたらいいかわかりませんよね。でも必要事項をキチンと聴いておかなければ、介護保険は使えません。プライバシーに踏み込んだ話を聴く前に、初対面で、どのように関わり、面談を進めていけば踏み込めるのか。ここでひとつの型を案内しましょう。

 話す前に、まずは話していただきましょう。

## 「初めての人と面接する」までの気の重くなる道のり

❶ あいさつ後、自己紹介して、まずはこちらの事業所へ来てくださったことについて感謝する

　ここらへんの印象が以後、ボディブローのように効いてきます。特にあいさつは大事……。

こんにちは！　〇〇さんですか？　私、〇〇事業所で、介護支援専門員をしている、佐藤と申します。よくいらしてくださいました。どうぞどうぞ、こちらへ！

## ❷ どうしたって初対面同士は緊張するもの。緊張をほぐすためには、その場にふさわしい雑談から始める

　ええ、雑談です。相手がくわしく答えなければならないような問いかけは、相手をイライラさせるもとになるので、まだ避けておきましょう。

寒くはありませんでしたか？

雨が降っていますね。濡れませんでしたか？

などなどが無難でしょう。

## ❸ 相談に来た目的、主訴を傾聴。相手の話を「よく聴く」ということ

　事業所の机のレイアウトなどによっても異なりますが、まずは、カウンター越しのイスに座っていただくことが多いでしょう。そこで主訴を伺っていきましょう。

お待ちしておりました。さて、よろしかったら、ご相談内容をお聞かせいただけますか？

　「真の困りごと」を抱えている相談者さんは、事業所に入ったときから、「自分が抱えている問題を、ここで解決してもらえるか否か」がわからずに不安をもっています。だから堰を切るように、「ヘルパーさんに来てもらいたい」[※1]「デイサービスへ通わせたい」[※2] などなど、解決できそうな手段（サービス名）を素人判断で次々に指定してくる場合があります。その一方で、介護保険制度についての情報や結果（自分たちが使えるか否か）を早く知りたがる方々もいますが、当り前ですよね。

---

※1　もう、久しぶりに帰京したら部屋の中がゴミだらけ。きれい好きな母なんですよ。いくらなんでも、ああ、こんなことになるなんて！

※2　このごろ、父は足腰も弱ってきたのか寝てばかり。友人の親父も行ってるから、デイサービスに行かせたいんだけど。

## ❹ 主訴が深刻な場合には、いきなり本題には入らず、まず、この面談に時間がかかることを説明しよう

了承を得た上で、個室などの面談場所へ移動します。

少し込み入った状況ですね。ここではゆっくりお話を伺えませんので、そうですね、本日は1時間くらいならば、あちらの面談室でお話を伺うことができます。○○さんの方は、お時間はよろしいですか？
（相手の予定を気遣いつつ、こちらの都合もチラリと伝えます。）

## ❺ 相談者の身に「何が起こったのか」、その出来事をまとめながら、傾聴する

再度<u>主訴</u>の把握に努めます。そして、そのような状況に陥って困っているからこそ来ていただいたわけですから、まずは受け止めましょう。相手の気持ちを逆なでせずに、「さぞかし、辛かったでしょう」「悔しかったでしょう」と自分の言葉に置き替え、<u>相談者の感情を表出</u>させます。なかには怒りの感情を、まさかの大表出する方（八つ当たり）もいるかもしれませんが、そこはそれ、あなたも相談援助職。驚かずに応対しましょう。また指定された方法は「なぜ、そうしたいのか？」、その理由も伺いましょう。

## ❻ 相談者の介護保険制度への理解度を把握しつつ（知らなきゃ説明する）、自分、つまり介護支援専門員の行う役割について、ざっくりと説明する

1) 介護保険制度について、パンフレットなどを用いて、大枠を説明します。細かすぎても相手はなかなかわからない。「わからなければ何度でも聴いてください」という精神が必要。
2) 介護給付を受けるためには、在宅の場合は「居宅サービス計画」（ケアプラン）を作成すること。これは<u>自分で作成することもできるが、めんどくさい</u>こと。とはいえ、居宅介護支援事業所に依頼する場合には、各事業所から選択して、契約を締結する必要があることなどを説明します。

### ❼ 初回の面談を終了する

　相談者の中には、❺の段階で、すでに介護支援専門員に「自分の陥っている状況」を共有して（聴いて）もらったことによって、ひとまず満足できてしまう方々もいます。そのような方でも決して油断せず、また相談に来ていただいてもよいことをお伝えし、話を終了します。

　説明後も、介護保険制度を利用する気持ちがある方で当事業所を利用していただく場合は、契約する必要があることを伝え、事業所のパンフレットや契約書の書類などをお渡して、ひとまず目を通していただきましょう。できればご家族さんにも。忘れずに、次回の面談予定の日程などを決めておきましょう。

### ❽ 要介護認定の申請書を提出できるように支援する

　相談者に、要介護認定を受けているか否かを確認します。もし、受けていない場合には、要介護認定を受けていないと、介護保険制度を利用できないことを説明します。その上で、申請書を保険者に提出する必要があることを伝えます。申請書を作成して保険者に提出します。もし、利用者さんで「申請行為」ができる方にはやっていただきましょう。利用者さんに、申請行為が困難な場合には、自分（あなた！）も申請代行ができることを説明し、利用者さんから「依頼」を受けて後、申請行為を行います。

## とりあえず、Answer

　初回面接とは、まずは「信頼関係」を構築する段階と心得ましょう。おおむね**20分前後の話す時間が取れれば、信頼度は「御の字」**のレベルといえるでしょう。それ以下ではなかなか情報も信頼も足りないと考えられます。「自分が欲しい情報」を聞き出すそうとあせらず、まずは接遇のシャワーでおもてなし（笑）。やっとの思いで訪ねてくれた相談者の気持ちを思いやりましょう。相談者が少しずつ心を開き、自分の困りごとを話しやすくなるような即席の環境作りの能力が、ここでは大事なのです。

# Question 03

## 家や部屋の状況からどんなことがわかりますか？

そりゃもう、いろいろなことがわかりますよ、ええ（笑）。病院などの「非日常的空間」と違い、そこには「日常的空間」そのものがあるからです。介護支援専門員になって初めて利用者宅を訪問することはとても緊張するし、勇気もいることです。最初はアウェイに出かけるような感覚かもしれません。その緊張を軽減できるように、まずは居宅を訪問する目的をはっきりさせ、どのような情報が必要なのかを押さえておきましょう。そうすれば訪問先でいろいろと見えてきますし、相手に余計な時間（必要なものはよいですが）を使わせません。その方法のひとつを案内しましょう。

「アウェイ」もまた楽し。その方の暮らす地域や家庭の様子を理解する。

> そうはいっても「アウェイ」に行くのは
> 気が重くなる道のり

### ❶ どのような地域にお住まいの方なのかを把握する

　事前に利用者さんの住所地から、その地域の習慣や文化・伝統などの地域の情報を得るために、その町内を歩いてお店の人と話したりする（利用者さんと関係のない話題）だけでも、その街の閉鎖性や開放度などもわかる場合が多々あります。

## ❷ 車の置き場所や自転車の置ける場所などを事前にチェックできる（訪問時に確認）

　介護支援専門員が利用者さん宅で確認しておけば、サービス提供事業所は、初回時の移動手段（車や自転車）の置き場所が事前にわかります。そのためにも、事前に訪問時の移動手段を伝え、それらの置き場所の有無を確認しておきましょう。

## ❸ 利用者さん宅への入室方法を確認できる、というかしなきゃいかんのである

　利用者さんの暮らしは千差万別。まだまだ介護保険のサービスを利用していることを他者に知られたくない方もいるし、いろいろなその家独特の「作法」もあるやもしれません。事業所の方々が行くたびに問題を発生させないためにも、このサービスの訪問者は、どこからどのように家に入ればよいのか（玄関、裏木戸、廊下から呼びかけ等）を事前に確認しておく必要があります。それに後から顔を出す業者さんも、同じことを聞きますから、先に確認し、伝えておいたほうがよいですよ（笑）。

## ❹ 家を訪問し、生活する空間を見ることで、今までの暮らしぶりや大切にしてきたこと、気をつける点などがわかってくる

　さらに、間取りを知ることができれば、利用者さんの生活機能に弊害をもたらしている環境の問題点も把握しやすくなります！　家の外見であれこれ考えていてもわかりませんからね。でも、まぁまずお宅に上げていただくためには信頼を得なければいけませんが……。

**【ある日の訪問の様子】**
　介護支援専門員の廣川さんは、前もって電話で確認しておいた場所に車を停めて玄関へまわり、木戸を引いて中に入りました。玄関には上がり框（かまち）があり、下方には段差解消のための踏み台があります。そばには椅子が置かれており、どうやらすでに段差の解消は行われているみたいですね。

# Q03 家や部屋の状況からどんなことがわかりますか？

 こんにちは！ 鈴木さん、お邪魔します。いきなりですが、玄関の台はどうされたんですか？

 ん？ あれね。父が寝込んだときに直したのよね。昨年亡くなったけど。

 そうでしたか。それは残念でしたね。

 ううん、まぁねぇ……。はい、母の部屋はここです。どうぞ！

廣川さんは「お邪魔します」と断りを入れてから中に入りました。部屋の中には木製のベッドがあり、本人は車いすに座っていました。

 お邪魔します。

 母の車いすは、父が使っていたものなの。母には大きいでしょ（笑）。お母さんたち、二人でイタリアンレストランをやってたのよ。ねぇ、お母さん。

8畳の空間にはベッドの他にソファが置かれ、書庫には料理関係本が並んでいました。また、壁にはシェフ姿の男性とエプロン姿の女性の写真が飾られていました。いいですねぇ〜、想い出は大事にしないとね。

## とりあえず、Answer

自宅訪問の際には、介護支援専門員も緊張しますが、「ホーム」に向かい入れる本人、そして「直接は関係ない」**ご家族も大いに緊張**しています。もしかしたら迷惑かもしれません。そのため、介護支援専門員は環境を観察しつつ、疑問点はその場でゆっくりと語りかけ、沈黙はできるだけ少なくしましょう。多く語りかけ、「**私はあなたがたに好意を持っている人間なんですよ。味方ですよ！**」という、なんらかの意思表示を発信することが大事です（でも、言葉があまりすぎると問題になりやすいので注意）。ケアマネは「アウェイ」（他人様の家など）が仕事場なのだと心得てください。

## Question 04
# 前任者から引き継ぎましたが、なかなか信頼関係が構築できません（泣）

「いろいろあった前任者から引き継いだケースですが、信頼関係の構築が全然できなくて悩んでます。前任者が退職し、ケースを引き継ぎましたが、利用者さんやご家族に面談をお願いしても、『今までと同じでいいから！』と面談を拒まれてしまうことが多々あって困っています」。──そうですよねぇ。新任担当者としては、今後の支援方法をどうするか、そりゃ困りますよね。自分に落ち度がなければなおさら。さて、どうすれば信頼関係を構築できるのかをご案内しましょう。

これもチャンスととらえ、利用者さんとご家族に、改めてあなた自身をアピールして、自分の「新規顧客」になっていただきましょう！

> ## 氷のような拒絶のこころを
> ## 溶かすまでの熱き道のり

### ❶ ご自宅へ伺う（訪問する）チャンスを作ろう

　介護支援専門員は、1か月に1回は、利用者さんのお宅を訪問し、次月の予定表（利用表および利用表別表）を渡さねばなりません。そのとき、今月の利用料金の金額などの費用、次月の利用料金の予定金額についての説明を行いますよね。

　前任者がこのような手続きを「ちゃんと」「定期的に」やっていれば、新担当者の受け入れ（風当り）もかなりよいはずです。けれど、その利用者さんがそ

前任者から引き継ぎましたが、なかなか信頼関係が構築できません（泣）

れまでほとんどされていない「被害者」（利用者）であった場合は、定期的なモニタリングの必要性について改めて説明し、「詳細は自宅を訪問し、説明させていただきたい」旨を懇切丁寧に話し、お願いしましょう。まずは電話でこんなふうに……。

 あのう、前の担当者の木村は、毎月鈴木さんのお宅に伺っていましたか？

 木村？　ああ、前のアレね。ううん、あのヒト、毎月来て、何やら紙にハンコを押して帰ったよ。

 （あ～ちゃ～。そうでしたか……）。お！　それです、それです！　あのう、自分も（利用表に）承認印をいただきたいのですが。

 そうかい？　そんなら、その紙を持ってきなさい。ハンコ押すから。

 ありがとうございます。では、そのときにちょっと改めて自己紹介させていただきたいのですけれど……。できれば30分ほどお時間頂戴できませんでしょうか？

 自己紹介？　うん、いいよ。だけど、込み入った話はダメだよ。そうだなぁ、たしか来週の金曜日の午後なら、うちの娘が来るはずだ。そんときでいいならいいよ。

 はい！　わかりました。では、来週の金曜日午後、14時過ぎに伺わせていただきます。よろしいでしょうか？　はい、わかりました。その日時で伺わせていただきます。ありがとうございました。失礼します。

## ❷ まず既存の記録物に目を通して、内容を整理し、利用者さんの「状態像」を想定しよう

すでに前任者から利用者状況についての情報を得て、丁寧に引き継げている場合には問題は少ない（というか、ほとんどない）でしょう。でも、そうでない場合、利用者台帳に記載されている内容を確認後、**利用者さんの「状態像」を想定**します。とりあえず、支援経過記録などに十分目を通して、現在に至った経緯を把握しておきましょう。

## ❸ 自己紹介後、この機会に「正しき介護支援専門員（自分）の役割」を理解していただこう

訪問する目的は、自分を知っていただくこと。利用者さんの状態を認識することです。ファーストコンタクト（初の相互接触）ののち、あいさつして、本日の目的をお知らせします。そして、面談にかかる時間（30分程度）を伝えて了承を得ましょう。

初めまして鈴木さん。私、廣川（ひ・ろ・か・わ）と申します。本日は貴重なお時間をいただき、ありがとうございます。

廣川さんは、名刺を取り出し、まずは鈴木さんに。そして娘さんに手渡しました。

前の……木村さん？から、『自分は辞めるので担当が代わります』とは伺っていましたが……、でもまぁ、うちは今のままサービスが利用できれば、誰でもかまわないと伝えておいたんですけど。

ええ、先だっての（鈴木さんへの）電話の折りにも、そのように伺いました。ただ、私も鈴木さんご本人とお話もせず、また新しい担当者をわかっていただけないままでは支援は難しいので、なんとか今日はこうしてお会いしていただけてよかったです。

まぁ、私も仕事があるんで、なかなか父のところに来れませんから。せいぜい2週間おきにくるのが精一杯なんです。細かなことは全然わからないんだけど、引き続きよろしくお願いしますよ。

はい、こちらこそよろしくお願いします！　それでは、まず、こちらが先月の予定表で、こちらがご利用しているサービス事業所からいただいた実績表になります。ここで、デイの平山さんから、『腰痛があるため、お休みされました』との記載がありますが、その後、腰痛の状態はいかがですか？

（長いので略）

前任者から引き継ぎましたが、なかなか信頼関係が構築できません（泣）

### ❹ 2回目以降には、居宅サービス計画の妥当性を図る

　利用者さんが自分のことを認識し、ご家族も関わってくれるようになった段階で、モニタリングを行います。利用者さんが現在利用しているサービスは、前任者の「居宅サービス計画」に沿って提供されています。改めて現計画での短期目標の達成の度合いを評価し、計画変更の必要性を吟味します。モニタリングの結果で、「居宅サービス計画」の変更が生じてしまう場合もあるでしょう。そのときには、現サービス提供事業所にその旨を伝え、モニタリングを依頼し、サービス提供事業所側の意見を参照後、変更の必要性を吟味しましょう。必要である場合には、利用者さん・ご家族に変更の必要性を説明し、再アセスメント後、あなたらしい「居宅サービス計画」を作成しましょう。

## とりあえず、Answer

　介護支援専門員の役割には、その方への「相談助言」があります。一度の電話だけで、「今のままでいい」「忙しいから来なくていい」と言われたからといって**あきらめず、訪問の機会**をぜひぜひいただきましょう。また、サービス提供事業所にも協力を求めて、介護支援専門員は毎月（利用者宅を）訪問することが義務づけされていることを、利用者さんなどにも周知していただき、張り切って関わりましょう。

　そして、様子を見ながら、「居宅サービス計画」の妥当性を図り、必要に応じて更新し、前任者の良いところは受け継ぎつつ、新たな「居宅サービス計画」に作り替えて行くことも、介護支援専門員の醍醐味だと思いますよ。

# Question 05
# 意思疎通がうまくできない方で、話すのに時間がかかり困っています。

そうですねぇ。利用者さんと<u>意思疎通</u>ができないと何かと困りますよね。利用者さんは、いろいろな持病があり、その病気が原因で話ができないということも多いものです。さてさて、どうしたらよいかを案内しましょう。

**ポイント** 本人の思いを代弁する。

> ## 本人もケアマネも、できそうでできない「意思疎通」までの道のり

### ❶ 話を「理解できる場合」と「理解できない場合」がある

　まず、「意思疎通をする」ためには、コミュニケーションができるかどうかが問題ですね。たとえば、生まれつき耳が聞こえない、話せないという方。この方々はその成長段階に何らかの訓練、たとえば手話や筆談などを学び、自分の意思を他者に伝えることができたりしますよね。まぁ、そうはいっても、手話を介護支援専門員に勉強しろなどとはいえませんが。手話のできる方ならば、筆談も可能でしょうから、筆談で話せば問題はないでしょう。ただし、加齢に伴い、他の病気を発症してさらにできなくなった場合は、この限りではありません。

　同じように、人は加齢に伴って、元気なときには楽々とコミュニケーションができた人でも、さまざまな病気の併発により、コミュニケーション能力が著

意思疎通がうまくできない方で、話すのに時間がかかり困っています。 **Q05**

しく低下し、自分の意思を他者に伝えにくくなる場合もあります。このような場合には、その**原因は何なのかをできる範囲で推察**しましょう。意思疎通ができなくなる病気の代表的なものは、脳血管疾患の後遺症です。脳梗塞や脳出血などの脳血管疾患は、脳がダメージを受けた場所によっては、それはそれは、さまざまな後遺症が出てきます。

1) 話されている言葉は理解できているが、自分の言葉はうまく出せない。あるいは言葉がスムーズに出てこない。このような場合は、本人にとっても、他者の言っていることが理解できるだけに非常に歯がゆい状況だと思われます。

2) 書かれている文字や話されている言葉がうまく理解できなかったり、自分自身で言葉が話せても、その言葉が間違っていたり、支離滅裂で意味がわからないという場面もあります。これもご本人にとっても、他者が話していることはわかっても、何を言っているかはわからないのですから、まさしく「意思疎通」ができずイライラすることのひとつになるでしょう。
また、話せる人の場合でも、構音障害など、発語に伴う脳神経が障害を受けたため、発音や発語に関わる頬や口などの筋肉をうまく使うことができず、言葉にならない、呂律が回らないことにもなります。

つまり、介護支援専門員が、意思疎通ができない方で話すのに時間がかかって困ると感じているのと同じく、実はその当人の**利用者さんも同じように感じている**ということなのです。そこで、介護支援専門員は、当人は「自分の考えをもっていないわけではない。自分に伝えようと努力してくれている」ととらえ、話すことをあきらめず、本人の表情や仕草、あるいは発する言葉を集約しつつ、言い換えて伝えてみるなど、本人の考えや意向をくみ上げるように関わっていきましょう。

## ❷ コミュニケーションに必要な心身機能

人間は、加齢に伴って、今まで元気だった機能がどんどん衰えていきます。

それも徐々に衰えていくのです。これらコミュニケーションに必要な能力の衰えを顕著に認めた場合には、専門医にかかれるように支援しましょう。

## (1) 視力がおかしい

　通常の視覚障害に対応するために、眼鏡やコンタクトレンズは有効です。でも、要介護状態になって1人で受診ができない方などは、眼鏡の調整ができないため、困ります。また、もうこれはしょうがない、あきらめていますと言われることもあります。しかし、介護支援専門員は、目に対して「不快な思い」がある方には「**眼科受診**が必要である」ととらえ、受診につなげていきましょう。

## (2) 聴力がおかしい

　耳の聞こえが悪いのは、本人にとっても介護者にとっても、困りものです。お互いに話が通じないから、最終的には怒鳴り合いになったりするなど、知らない人から見ると虐待と間違われる場合もあります。しかし、この場合も、耳だけではなく、大きな病気が潜んでいるかもしれません。やはり、**耳鼻科の受診**を勧め、医師に対応方法を相談してもよいでしょう。また、もし1人暮らしで、聞こえが悪く、訪問にも気づかないような場合には、**聴覚障害支援用品**として光で知るチャイムなどもあります。必要に応じて調べて、提案してみましょう。

## (3) 咽頭や歯の具合がおかしい

　言葉は、咽頭を通り、口腔内を経由して出てきます。先に案内した構音障害の方は、この頬や口などの筋肉をうまく使うことができません。また、言語による意思疎通には歯の状況も影響してきます。入れ歯（義歯）が合わずに、うまく話すことができないと、自然と話をするのも億劫になりがちです。ですから、歯に不具合がある方は、**歯科受診**ができるように支援しましょう。また、咽頭はその名のとおり、**耳鼻咽頭科**で診ていただけるよう支援しましょう。

　(1)～(3)は、それぞれが専門医でも、要介護状態になった方をお連れするのはけっこう大変です。ただし、このごろは、訪問診療を提供している専門医も増えています。さすれば、この人々を頼りにするのもひとつの手であり、要

意思疎通がうまくできない方で、話すのに時間がかかり困っています。 **Q05**

はこれらの情報収集力こそ、介護支援専門員ができる最大の支援のもととなるのです。あなた１人で意思疎通ができないと悩むよりも、さくさくと専門医に相談できる環境を整えて、お連れしたほうがよいのではないかと思います。

## とりあえず、**A**nswer

　介護保険制度は、利用者の選択によってサービスが利用できる制度ですが、利用者の中には、心身機能の障害によって意思疎通ができにくくなった方もいます。そこで、まずは介護支援専門員自身が、利用者とともに「仕方がないこと」とあきらめずに、**専門医の受診**を検討しましょう。また、受診につながらない場合でも、介護支援専門員が意思疎通ができずに困っているのと同様に、**ご本人も困っている**可能性も高いので、状態を確認することによって理解を深める時間をつくるためにも、時間にゆとりをもった訪問を心がけるようにしましょう。そのような態度が、やがては利用者さんの気持ちを開き、専門医への受診につなげられるかもしれません。

# Question 06

## これから退院となる方の支援や、病院との連携方法を教えてください。

新規依頼の利用者さん、というかご家族は、退院が近づき、どうしたもんだろうかと悩んで相談に来た。病院の医療相談室からの紹介で来たなども多いと思われます。最近では、地域包括ケアシステムの構築を推進している地域なら、地域連携室を設けている病院も増え、以前のように「明日退院、ベッドを借りたし」というような昔の電報文みたいな切羽詰まった事態というのは、あまり見かけませんが、そうでしたか、まだまだありましたか？　市区町村で温度差がありますからね。では、どうすればよいかを案内しましょう。

 **住み慣れた地域で生活できるように支援する。**

> 関係者を巻き込む、
> 退院までの不愉快な道のり

### ❶ 住み慣れた地域で「生活を継続する」ための退院支援という考え方

　国が目指している、旧ムラ社会への回帰的な地域包括ケアシステムについてはさまざまな意見がありますね。医療現場も少しずつですが、「病院はただ病気を治すところ」から、病院はその方の病気を治療しつつ、同時に患者が地域で生活しやすいように支援する場所であるという認識に変わってきています（ほんとに少しずつですが、いや治すこと自体が……）。そのため、「退院支援」という考え方が導入されてはいます。

**これから退院となる方の支援や、病院との連携方法を教えてください。** Q06

　この「退院支援」という考え方は、患者が抱えるさまざまな問題、入院中から退院後も継続するであろうと予測できる問題をアセスメントで洗い出し、これらを患者の背景や家族問題、経済問題、患者の住む場所を含めてマネジメントし、「生活の場に帰る」ことを支える過程を指していると思われます。

　そのため、患者の状態が安定期に入ったころから、在宅復帰に向けた支援が始まるようですが、なにしろ入院も2週間になると、かなり診療報酬も下がりはじめるため、長期入院を避けるために、大都市圏になればなるほど（人間関係が希薄なこともあり）「早く退院させよう」という傾向は進むと考えられます。

　しかし、退院していただくためには、在宅での環境整備が不可欠。MSW（医療相談員）や病棟の看護師などは、本人や家族に介護保険制度の利用についての説明をしたり、要介護認定の申請ができるように支援し、そのころにみなさんの事業所に利用者となりうる方々から相談の連絡が入ってきます。

　直接、介護支援専門員の問題ではありませんが、大都市圏では昨今、入院後1週間もすれば、「治って家に帰れる状態」「人道的に動かせない状態」の両極端の患者さんを除き、在宅復帰予定なら介護保険制度の利用、継続治療なら転院先まで、患者家族に考えておいてもらうのも常識になりつつあります。要介護認定の申請がまだの方であれば、早々に促されます。これじゃ診療報酬が下げられても患者側からすれば、とてもとても同情なんて……、ハハハです。

## ❷ 退院に向けた支援方法
### （1）相談受付記録を作成する
　「いつ」「どこの誰から」「どのような内容」の電話があったのかを記録します。利用者さんやご家族からの問い合わせの場合には、「面談をしたい」旨を伝え、日程調整を行います。あわせて、そのことを病院側に伝えるように依頼します。逆に病院の関係者からの問い合わせの場合には、「面談したい」旨を伝えて、日程調整をしていただきましょう。このときの同席依頼もお願いしておきます。

### （2）本人や家族と面談を行う
　病院へ行き、事前の取り決めの手順（MSWや病棟の看護師との打ち合わせ

が必要な場合)を踏み、本人さん、ご家族と面談します。入院に至った経緯や療養生活の大変さ、それを支えてきた家族の労をねぎらいましょう。この段階は、本人さんとご家族のこれまでの生活を伺うように努めます。また、ある程度話を伺うことができたら次の段階に入りましょう。

## (3) 利用者のサービスの選択に資する援助を行う

　利用者(本人)さんの体調に配慮しつつ、これから込み入った話になるので時間をいただきたい旨を伝えて、了承を得ておきます。まず介護保険制度の説明後、重要事項説明書などを用いて基本的なルールや料金について説明します。利用者さんやご家族の同意を得て、契約を締結します。

## (4) 工程表を作成する

　退院に向けた工程表を作成しますので、ここからは可能であれば、MSWか病棟の看護師さんたちとも相談しながら進めたいところです。

**【退院に向けた工程表】**(1〜7までに想定できる年月日を記入)
1. 「居宅サービス計画作成依頼書」を保険者に提出する。
2. 主治医や看護師から情報提供を受ける。
3. 利用するサービスについての助言をいただく。
4. 利用者さんや家族に病院から外出許可を取っていただき、自宅へ伺う。
　このとき、必要に応じて理学療法士(PT)や作業療法士(OT)、あるいは退院支援の看護師に同行を依頼し、住宅改修の必要性や福祉用具についてのアドバイスを得られるとなおよいと思います。また、このときにアセスメントを行い、帰社後「居宅サービス計画」(原案)を作成しましょう。
5. 病院内の退院に向けたカンファレンスに参加する。
　必要に応じて「居宅サービス計画」に上がったサービス提供事業者にも同行を依頼し、退院に向けた情報を共有しましょう。また、主治医からは、退院後**特別指示書**(医療保険)による訪問看護の利用などの提案があるかもしれません。退院時から訪問看護に入っていただくことにより、利用者さんの在宅復帰がスムーズに行えるという利点もあります。

これから退院となる方の支援や、病院との連携方法を教えてください。

6. 福祉用具の搬入や住宅改修を行う。
   本来、退院前には住宅改修を済ませ、福祉用具を入れておきたいところです。しかし、現在は、両者の取り扱いがかなり厳しい。そこで、これらのサービスについては、各事業者や保険者に取り扱いについて相談しましょう。このときに1～5までの支援がしっかりとなされていることを確認されますので、支援経過記録に漏れがないように残しましょう。
7. 定期モニタリングを行い、新たな要望がないかを把握する。

### サービス開始までの工程表（例）

```
作成者氏名　_____
相談受付日　　　　（　　年　　月　　日）
工程表作成日　　　（　　年　　月　　日）
居宅サービス計画作成依頼届け提出日　（　　年　　月　　日）
インテーク・居宅サービス計画作成日　（　　年　　月　　日）
必要なサービスとの契約　　（　　年　　月　　日　～　　年　　月　　日）
サービス担当者会議　　　　（　　年　　月　　日）
初回サービス開始　　　　　（　　年　　月　　日）
定期モニタリング日　　　　（　　年　　月　　日）
計画更新予定日　　　　　　（　　年　　月　　日）
```

## とりあえず、Answer

　ご存知のように、医療保険と介護保険を併用して、同時に利用することはできません。ただし、介護支援専門員には**退院・退所加算**が算定されるようになり、仕事のやりがいにもつながっているのではないでしょうか。もちろん、この加算を得るためにはさまざまな要件がありますが、それをクリアすればよいことなのです。何事も最初が肝心です。そこで、自分の仕事がしやすいように、利用者さんや家族はもちろん、病院関係者も**先を見通せるような工程表**を作成すること。そして、したことをすべて記録に残すこと。ただし、利用者さん、ご家族の不安に対して寄り添うことが大前提にあることをお忘れなく。

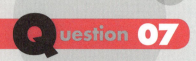

# 初回訪問時に「ゴミ屋敷」と遭遇。どうしたらよいのでしょう?

これまた、よくあるケースですね（笑）。まぁ、ゴ◯ブリさんやアリさんが同居しているのは珍しくはないですが。いえいえ、ネズミさんもたびたび出没していたりする、そんなお宅って多いのですよ。そのような状況になる理由も「人それぞれ」。さてさて、「ケアプラン」を立てるとなると、どうすればよいのか？　さまざまなケースがあり、一概にはいえませんがここはほら、サービスのミスマッチは避けたいところです。ある一例を案内いたしましょう。

 その答えは「佐藤」ではなく、「その方」が持っている。

> 経験不足のケアマネが現状に
> 振り回されない支援ができるまでの道のり

### ❶ ゴミ屋敷、振り回されてはもう、後の祭り

　そうですよね〜。「ゴミ屋敷」というとテレビのニュースなどで報道しているような場面を想定してしまいがちですが、とりあえず、ここでは介護支援専門員が遭遇する、ごく一般的なゴミ屋敷を取り上げて話を展開していきます。もっとも、現実はテレビで観るようなものと、大差はないのですけれど（笑）。

　とある事例をもとに介護支援専門員のすべきことは何かを考えてみましょう。もちろん、本人が特定できないように加工しておりますよ。

## ❷「とある事例」のようなもの

　ある日、それは娘さんからの訴えで始まった。
　娘さんから、「母の具合が悪いので、ヘルパーさんをお願いしたいが、どうしたらよいか」という問い合わせが入る。そこで、話を伺ってみた。

### 【相談受付】
　両親は2人暮らしで、団地に居住。娘とは疎遠な関係。久しぶりに訪ねたところ、家の中がいわゆるゴミ屋敷になっていた。母は、娘さんのことはわからない様子。「出ていけ！」と言われ、どうすることもできない。お父さんは、穏やかな性格なので、「おれがやるから」と話すばかりとのこと。

### 【対応】
　ゴミ屋敷との話を受け、地域包括支援センターの職員と相談。娘さんに断りを入れて、地域包括支援センターの職員と一緒に訪問し、ご主人と面談を行った。ご主人は、食事は自分が作っている（お粥、たまご、豆、時にはカレーなどをベッド上で食べさせている）。排泄はおむつ。体は拭く程度。自分も腰が痛くてかまってあげられないから、入浴はできていないという。妻は、段ボール箱やビニールが散乱する部屋にある簡易ベッドで寝ていた。我々を見るや否や、「帰れ！」と言い、つばを吐く。声は大きいし、威勢が良いので、とりあえず元気はあると判断。軽く体臭があるが、部屋の中から異臭はしなかった。

### 【介入】
　ご主人と相談し、自宅の環境整備を手伝わせていただくことに。介護保険制度について説明し、妻の介護認定の申請依頼を受け申請する。同時に環境整備のために、自費でヘルパーを依頼して、室内の環境整備を行う。環境整備には、地域包括支援センターの職員と介護支援専門員も協力して、片づけを手伝った。もちろん、ゴミを片づけているときには、ご主人に伺いながら、処分するものと残すものと分離しながら行った。そして、残ったものは、段ボールに入れて部屋の片隅に積み上げた。
　2週間後、暫定プランでサービス開始。本人は、立位も座位もとれない状況。

そこで、ヘルパーを週2回。生活援助（掃除・相談助言）で、訪問入浴を週1回入れて様子を見ることにした。他の食事づくりや排泄介助はご主人の役割としてお願いした（本人が他者の援助を嫌うため）。

### 【モニタリング】
　ご主人は、「気持ちが楽になった。みなさん良くしてくれる。ただ、本人が大声を出すので申し訳ない」と、サービス提供を受け入れてくれていた。
　ところがその2か月後、訪問介護より連絡が入った。ご主人が、空きパックやプリンの空き容器を集めてきて、台所の流しの下などにしまい込んでいるというのだ。至急訪問し、ご主人と面談する。介護支援専門員も伺ったが、「そんなことはない」と険しい表情を見せるばかりで話もできない状況である。再度、地域包括支援センターの職員に相談。意見書を書いていただいた先生に相談し、訪問看護のサービス導入のアドバイスを受けた。結果、週1回訪問看護のサービスを入れて、妻の状態把握を行いながら、ご主人の相談助言を行う。この間もご主人のゴミ収集は続く（おそらくこちらも認知症かと思われるが不明）。
　訪問看護導入後3週間目に、訪問看護より連絡。ご主人の状態が良くないので救急搬送。季節が夏ということもあり、ご主人が発熱しており、脱水症の疑いと物忘れが顕著であり、入院となる。ご本人を緊急ショートにお願いする。

### 【結末】
　ご主人は、入院後、数か月で亡くなる。また、ご本人はショート利用後、そのまま特別養護老人ホームへの入所となった。

　さてさて、この支援は1年を待たずに終了。介護支援専門員には悔いが残りまくりましたので、事業所では、振り返る機会を持ちました。

### ❸ ここがポイント（振り返りより）
1）介護支援専門員が、娘さんから「ゴミ屋敷」で生活していると言われ、事実確認もしないままに、地域包括支援センターの職員と訪問した。

2) ゴミ屋敷を目の当たりにした両者は、ご主人に、なぜこのような状況になったのかを確認しないうちに、「利用者本人には援助が必要である」（ネグレクトも加味し）とご主人に伝え、サービスを導入するために、ゴミを片づけようと相談の上、ゴミを片づけた。
3) 「暫定プラン」では、本人が他者の介入を受け入れないために、訪問介護のサービスを生活援助にとどめ、身体介護はご主人に依頼した。
4) ヘルパーから、ご主人のゴミ収集が始まったという連絡を受けて訪問した折りに、ご主人の感情を逆撫でしてしまった。このことは、介護支援専門員自身、失敗であったととらえている。
5) 訪問看護を導入し、ご主人の相談助言をすることにより、ご主人の体調を把握することができ、結果、病気が発見できたがときすでに遅し、であった。

## とりあえず、Answer

　　ゴミ屋敷というのはまさに「**先入観**」のシロモノであるが、現実にその状況を見てしまうと、「早く何とかしなくては」と思うのも仕方がないところ。しかし、その状況になるには長い時間が経過しているはず。本来はきれい好きだった人でも、物忘れが表出し、物をしまうことができなくなり、視覚障害が進むと、ゴミを捨てることができなくなる。あるいは認知症から来る収集癖などでゴミが集積されたりと、その原因はさまざま。だから、**介入の方法もさまざま**あってよいはずです。

　　まずは介護支援専門員が、周囲からの訴えに耳を傾けつつ、本人さんやご家族の訴えをよくよく傾聴しましょう。「なぜ、このような状況になったのか」「この状況をどうしたいと思うのか」と本人たちに寄り添うこと、介護支援専門員としての方向性を考えることが重要なのです。その上で、本人たちに判断ができないと思われた場合には、まず地域包括支援センターなどに相談し、どのような支援をしたほうがよいか助言を得るのが良かろうかと思います。

# Question 08

## 初回訪問時に虐待を疑う場面を発見！ さてどうすればよいか？

虐待ですかぁ。これまた難しい質問ですね。まぁ、これだけ介護殺人の事件がニュースで取り上げられる現在、もし自分が関わっていた利用者さんだったり、これから関わろうとしていた方だったりすると、いろいろと考えてしまうかもしれませんね。そのくらい**介護というのは過酷**で、我々が考えるより深刻な状況にあるのだと思います。さてさて、どのように対応すればよいかを考えてみましょう。

 **自分の思い込みで行動せず、他者をまき込もう。**

### 虐待を発見し、対応するまでのつらい道のり

**❶ その方の置かれている「環境」は、自宅訪問をして初めてわかる**

　介護支援専門員は、要介護認定の申請をされた方のお宅に訪問し、認定調査シートを作成することがあります。このときにさまざまな「介護現場」を見ることになるでしょう。相手が初めての認定調査を受ける方でもあり、利用者さんがどのような生活をしているのか、してきたのか、まったくデータがないので、まぁドキドキしながらの訪問になります。また、認定調査ならまだしも、自分が担当する方の初回訪問の面談となると、これまた緊張しますよ。もし、このような段階で、**虐待を疑わせる場面に遭遇したとしたら……**。あなたならどうしますか？

たとえば、サービスがまだ入る前ですから、**常日頃の介護状況**も把握できるわけですよね。その、入室した際に異臭があったり、ベッドサイドなどに食べっぱなしの食器が置きっぱなしになっていたり、身体の清潔が保てていなかったりする。

どう見ても本人にできる能力がないにもかかわらず、トイレまで這って移動するからと、マットレスのみを畳の上に敷いた状態で、下着も着けないまま寝かせている。つまり、放置状態というか、いわゆる**ネグレスト**が疑われる場合や、見た目でわかる**身体的虐待**などなど。

さらには、自分自身が動けないということで、身の回りのあらゆるものに小水などをため込んでいる自己ネグレストなど。このような多種多様なあまり愉快ではない場面に遭遇することもあるかもしれません。また、ご夫婦で生活していて**認知症状**を発症している(ダブルだとさらに大変)と、もう家庭内はスゴい状況になっていることもあります。

ただし、そのときには、介護支援専門員はこれが虐待とはとらえないかもしれません。なぜなら、まだその方はサービスを利用していないから。サービスを利用すればこれならば改善できる、ととらえてしまいがちです。また、逆にあせって緊急介入をしてしまうかもしれません。いずれにせよ、どのような場合でも自分の思い込みだけで動かないこと。このような状況でも、この申請に関わった方が「他にもいるはず」なのですから。

## ❷ 介護支援専門員ひとりではなく、チームで介入する

さてさて、厚労省では、高齢者虐待を「身体的虐待」「介護・世話の放棄・放任」「心理的虐待」「性的虐待」「経済的虐待」の5つに区分しています。高齢者虐待の特徴は、虐待をしている人には「虐待をしている」という自覚があるとは限らないということ。まして、当事者も仕方がないととらえていることもありますし、そのことを理解できない状況にある場合もあります。

そのなかでも問題なのは、このような虐待が疑われるケースの10%ほどは、**高齢者の命に危険がある状態**にあると考えられることにあり、双方の自覚のなさが虐待を助長することにもなりかねないのです。ですから、疑われるケースを発見したら、とりあえず事業所内で情報共有をしておきましょう。

まずは、現状把握、本人の安全を第一に考え、介護者の気持ちにも寄り添いつつ、介護サービスの導入を図れるように支援していきましょう。なかには、もちろん、他者の介入を拒む家族もいますから、状況を見守りながら、状態の改善・解消を図っていきましょう。

## (1) 本人および介護者の大変さに共感し、労をねぎらい、休憩を勧める

　認定調査などでそのような現場に出会ったときには、調査シートを作成しつつ、本人および介護者の今までの生活についての大変さに共感しましょう。労をねぎらいつつ、介護保険のサービスを利用してもよいのではないかと伝えましょう。相手の反応をとらえながら、介護保険のサービス内容を説明するのです。

　加えて、認定がおりる前でもサービスが利用できることや、その際には「暫定ケアプラン」を作成することなども説明して、自分が再度伺うこともできるということを伝えます。ご家族のなかには、「この機会を待っていた！」という方もいると思います。

　このときに重要なのは、「このような状況は良くないです」という**判断を介護支援専門員自身でやらないこと**。もし、いったん、あなたの言動や行動にそのようなことが表出してしまうと、本人さんもご家族も、**こころのシャッター**を閉じてしまいかねません。よほどの緊急事態と思われない限り、ここでは訪問終了後に再会ができるよう、穏やかにいったん終了できるようにもっていきましょう。

## (2) 地域包括支援センターに相談して、地域で見守る体制を作る

　「暫定プラン」の作成依頼を受けたときには、「地域包括支援センター」の担当者なども同行することを伝えましょう。その場合は、相手に受け入れていただけるように、自分１人ではなく、他者と行った方がより良い支援が可能になると考えられることなどを説明し、同意を得られるようにしましょう。２回目が無理なら、３回目につなげられるように支援します。ここまで来たら何とかなる。いや、する方向で整えていかないと。

## (3) ときには「緊急介入」も考える

　誰もが、ひどい状況を目の当たりにすると「この方を救ってあげなければ」と考えます。そのため、自分の価値観だけで判断し、行動してしまいたい衝動に駆られることがあります。しかし、**支援者の感情のみで動いてはいけません**。まずは、現実を分析して、「解決すべきことは何か」を、本人さんや虐待していると思われる方の状況から考えていきます。「緊急分離」か「見守り」か、はたまた「一時分離」か「サービス提供や家族支援」か、「病院搬送」が良いかそれとも「施設入所」が良いかなどなど。一人ではなく、チームで総合的な判断ができるようになりたいものです。

## とりあえず、Answer

　介護支援専門員は、いろいろな家族状況に遭遇します。初めてそのような状況に遭遇したら、**本当にドキドキ**することでしょう。そんなときこそ、難しくはありますが、落ち着くように努めましょう。認定調査であろうが、これが初期介入と心得ましょう。とにかく話を伺いましょう。そして、相手が**こころのシャッター**を閉じないように、自分の言動を穏やかに、知り得た情報は自分だけで蓄えずに早急に事業所内で共有し、地域包括支援センターに相談・共有化しておきましょう。

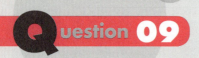

# 「支援経過記録」って、何を書くの?

うん?　……なるほど。支援経過記録の書き方ですか。まぁ、「介護支援専門員」の前職って、バラバラですからね。そもそも、多くが介護支援専門員になってからその「業務がわかる」、というか、わかればまだ良いほうですが、ある意味「無茶な仕事」です。だから、多くの方がこの「支援を記録に残す」ということの意味合いもわからず、戸惑うことも多いようです（それでも、やれちゃうんだなぁ……、この仕事）。具体的な記入例については、他項（P.149、P.210参照）に譲るとして、ここではサービス担当者会議までの長い道のり、そして記録について案内しましょう。

 法令を遵守の「証拠」を記録しょう。

## 知らないでは済まないが、知らずに歩けちゃう危険な道のり

❶ **自らの「ケアマネジメント」の工程を記録として残すのだ！**

　介護支援専門員の仕事を「鳥瞰（ちょうかん）」してとらえてみます。それは介護保険制度を利用したいと考えている人々に、「適切に」介護保険制度を利用できるように案内すること。ここでは、サービス担当者会議までの道順を案内しつつ、それをダシに支援経過記録に「何を残すのか」を説明しましょう

**（1）エントリー（相談受付の場面）**

　後の利用者さん候補の方から、相談を受けたという段階です。この段階では、

まだ、はたして「利用者さん」になるかどうかは未定ですね。そこで受付者は、自社製などの「相談受付」用紙に、相談内容などを記録します。相談者の中には、相談から実際のサービスにつながるまで、長～い時間を要する方もいます。そのためか相談受付の記録用紙には、面談記録が記載できるスペースがけっこう確保されているはず。

一方、相談・面接を経て、介護保険制度を利用する意向を示した方については、次の段階に進みます。それがいわゆる**契約**を目的とした面接、「インテーク」なのです。相談受付内容は、利用者と契約行為が済むまでの支援内容を記述し、契約が締結した時点で、相談受付時から計画行為に至るまでの経過を支援経過記録に転記します。

ただし、利用者さんによっては、契約までに時間を要する場合もあり、相談受付に記録した支援内容にボリュームがあるため、転記が難しい場合も考えられます。そのようなときにはその相談受付用紙をそのまま利用者ファイルに綴じて、「別紙（相談受付）参照」としておくのも良いでしょう。特に相談を受け付けた年月日は、基本情報シートの作成時に転記する必要がありますから、必ず支援経過記録に転記しておきましょう。

### (2) インテーク（契約を目的とした面談を行う場面）

「インテーク面接」は、利用者さん宅を訪問して行われます。ここでは、契約書、重要事項説明書、個人情報保護規定などの書類を提示して、基本的ルールや利用料金について「同意」を得られるように説明します。**支援経過記録**には、「これらの一連の行為を行いました」という内容を残します。これが、利用者さんに「サービスの選択に資する援助」を行ったという証拠になります。また、この段階では、各市区町村に「居宅サービス計画作成依頼（変更）届出書」を提出しますので、その届けを出したということも記録します。

### (3) 「居宅サービス計画」（原案）を作成する

ここでは、「居宅サービス計画」（原案）の作成について記述します。利用者さんなどに「居宅サービス計画」作成に必要な帳票を提示し、支援に必要な情報を収集して「生活全般の解決すべき課題」を抽出します。これがいわゆる**ア**

セスメントです。その後、課題分析を行い、克服するための、**長期目標・短期目標**を立てます。そして、短期目標を達成するために必要な**サービス内容・サービス種別**を考察し、提案したことを記録します。

## (4) サービス提供事業所にサービス依頼を出す

　「居宅サービス計画」の「サービス種別」が確定すると、介護保険情報誌などを使って利用者さんにサービス提供事業所データを提示するなどし、選択していただきます。そして、その選択した事業所と連絡をとり、空き情報などを確認します。そして、空いている（引き受けられる）場合には、「利用申込書」などで、サービス利用の申し込みを行います。また、利用者には、サービス提供事業所との間に「契約行為」が発生すること、さらには、各サービス事業所がそれぞれ個別サービス計画を作成すること、つまり、同じようなことを何組も伺いに来ることなどを説明します。記録にはこれらしたことを時系列に記録します。

## (5) 「サービス担当者会議」の開催日程を調整する

　利用者さんによる、先の「居宅サービス計画」（原案）に位置付けられたサービス事業所の選択を受けて、「サービス担当者会議」の開催日程の調整を行います。その際、どのように日程の調整を試みたのか、その過程についてのある程度の詳細な記録を残します。

## (6) 「サービス担当者会議」を開催する

　「支援経過記録」には、サービス担当者会議が開催されたことを記録し、会議の詳細は「サービス担当者会議の要点」に記載しましょう。

## 【ここがポイント】

　ここに示した**(1)～(6)**までの過程は、介護支援専門員が「必ず」行う過程です。みなさんの「支援経過記録」の始まりは、**さて、「どこから」書いていますか？**　まさか、「地域包括支援センターから紹介され自宅訪問」などと書いてはいませんよね？　たしかに、「支援経過記録」には、年月日と時間、内容

を記すようになっていますけどね……。多少でも経験をつんだ方ならば、いきなり本文には入らず、〈項目〉を入れ、「ここには、何が書いてあるか」を識別できるように見出しづけしていますよ。そこで、支援経過記録のはじめには相談受付の段階へ戻り、そこから記録を書き始めます。

## ❷ 利用者さん・ご家族などの発言は「詳細」に記録し、介護支援専門員の客観的な意見や考え、その判断についても記録する

　介護支援専門員は相談面接を行いながら、利用者さんおよびご家族の意向に沿った支援を展開します。ただし、利用者さんおよびご家族の意向は、当然ながら同じとは限りません。いや、しばしば衝突します。だからこそ、利用者さんやそれぞれのご家族が「どのような発言をしたのか」を記録に残しておかねばなりません。また、介護支援専門員としての「客観的な意見や判断」についても、その根拠を示して記録しておきます。

### とりあえず、Answer

　介護保険制度とは、利用者さんが選択できる制度です。ところが各種の原因で、その選択材料を揃えられないのが現状かもしれません。とはいえ、選択材料を増やす努力とともに、「サービス担当者会議」までの過程においては、介護支援専門員が、利用者さんに対して「サービスの選択に資する援助をした」ことが後日でもわかるように、その行動や言動を具体的に記載しておきましょう。

# 第2章
# アセスメント

# Question 10

## アセスメントに時間がかかっちゃう！ どうすればよいでしょうか？

ほう。アセスメントとは、「生活全体の解決すべき課題」を導き出すための手法なのです。いちばん良くないのは、利用者さんなどの話を聞けないことなのです。時間がかかっているならば、まずは「利用者さんの話を聞く」姿勢はできており、良いことでしょう。とはいえ、肝心な「生活全体の解決すべき課題」が導き出せず、時間だけが過ぎていくならば、それはそれで問題ですね。解決策を案内しましょう。

**ポイント** 話す前に、まず相手に話していただこう。

### 自分がしゃべるよりも、相手の声を受け止められるまでの道のり

❶ **事前準備が大切。いきなりではダメ！ 効果的な面談とするためには相手を知る準備が必要**

1) 今まで収集した利用者情報を、事業所の基本情報（フェースシート）やアセスメント用紙に記入し、情報で「何が足りないか」を明確にします。
2) 認定調査シートや主治医の意見書は「情報の山」です。利用者さんの現在の状況をある程度、想定できます。

❷ **利用者さんなどに、「これからの作業（問答）」について説明し、面談時間の目安を伝える**

アセスメントに時間がかかっちゃう！どうすればよいでしょうか？

本日は、貴重なお時間を割いていただき、ありがとうございます！

いえいえ、でも、難しい話はわかんないわよ。私で大丈夫かしら？

もちろんですよ。随時説明しながら進めさせていただきます。わかる範囲で、教えてよい範囲でお答えください。お時間にして1時間半くらいを予定しています。よろしいでしょうか？
さて、こちらが「居宅サービス計画」の様式です。この計画を作るのが私の役目なんですが、これが……基本情報シート、こちらがアセスメントシートといいます。お名前や住所はもう伺っておりますから記載してあります。

どれどれ。なるほどね。自分のことだから、その……わかる範囲のことは言えると思うけどね。

もちろんです。わかる範囲でかまいませんよ（笑）。

## ❸ 居宅介護支援のサービスの提供方法（「居宅サービス計画」の展開）を、再度説明する

　利用者さんの基本情報、アセスメント、「居宅サービス計画」などを使いながら、具体的に説明します。すでに自分が入手済みの情報を記入してある用紙などを示しながら、利用者さんなどに確認しましょう（認定調査シートや主治医の意見書などは示しません）。

## ❹ 利用者さんの「困りごと」のひとつひとつには、振り回されない

　ここでは、利用者の生活全体の状況をつかむことが目的です。利用者さんなどの痛みや辛さを「理解した」ことを言葉や表情に示しながらも、利用者さんなどが「前向き」に考えられるように相談助言を行いましょう。年をとるのも、そう悪いことばかりではないのです。

朝はね、腰が痛くて目が覚めるのよぉ。トイレに行こうと思っても、なかなか起き上がれないし。ほんと、年とって困るのよぉ

そうですよね、腰が痛くて目が覚めると辛いですね。では、そんなときはどうなされるんですか？

 あんたが今、座っている椅子の肘かけに手をおいてさ、よいしょっ！て掛け声かけて……。

 ああ、この椅子の、この部分に手を伸ばして、よいしょって……、ですか？

 そう、それ用の椅子なの（笑）。夜はここにおいてさ、かけものなど置いておくのよ。

 かなり工夫されていますねぇ。素晴らしいです！

 そんなことないよ（笑）。自分のできることはやらないと。特にトイレのことはさ。

 そうですか。トイレのことは工夫しても、やはり自分でしたいですものね。次に、お風呂についてですが、腰が痛いのであれば入るのも大変ですよね？そのときは……。

などなど。必ず相手の気持ちを「いったん」は受け止めましょう。

## ❺ 利用者さんの「困りごと」を「どうしたいのか」「どうなりたいのか」。その意向を明確にしていくこと。これがアセスメントの最終段階、いわゆる「課題の抽出」

1）利用者さんの現状について、「課題分析標準項目」に漏れがないように把握します。
2）その状態（困りごと）をどのようにしていきたいのか（意向）を把握します。
3）その意向に対しての介護支援専門員の意見（助言とも）を伝えながら、互いの意見をすり合わせ、介護支援専門員の判断（○○が必要）として導いていきます。

アセスメントに時間がかかっちゃう！ どうすればよいでしょうか？ **Q10**

## ❻ 必要な情報を入手できた。あるいは面談終了の時間が近づいたら、労をねぎらい、今後の予定を確認する

 今日はお時間をいただき、ありがとうございました。○○さん、お疲れではありませんか？

 ええ、大丈夫。久しぶりにおしゃべりができて、うれしかったよ。

 そう言っていただけると励みになります。では、次回は明後日、○日の14時となりますが、よろしいでしょうか？

## とりあえず、Answer

　**アセスメント**に出向く前には、事前に入手している情報を自分なりに整理し、情報の「弱いところ」（少ないところ）を押さえておきましょう。また、できれば**認定調査シート**や**主治医の意見書**を取り寄せ、利用者さんについて身体状況から考えられる「状態」を考えておきましょう。持病等によっては、聞いておかなければならない箇所、さらに話を伺わなければいけない他者（家族、医師など）も出てきます。また、面談前に、自分の行う行為を説明し、「かける時間の概算」を伝えて、再び許可を得ておきましょう。

　利用者さんは**その日によって気分も変わっている**かもしれません。面談では、決して**ひとつひとつの言葉に振り回されず**、話を整理しつつ、話を先に先にと、確実に進めていきましょう。

## Question 11

# 「本人の意向の確認」が困難な場合、どうすればよいのでしょうか?

それはもちろん、「本人の意向を確認」する気はありますよね?「居宅サービス計画」作成時には、「利用者およびその家族の生活に対する意向」を把握することとされていますが、疾病によっては、利用者から伺うのが困難な場合があります。そんなときは本当に困ってしまいますよね。ではそんなとき、どう関わればよいかをご案内しましょう。

**ポイント** 本人を想い、代弁する気持ちで関わろう。

> ### 謎に包まれた
> ### 本人の意向がわかるまでの道のり

### ❶ その方が歩いてきた人生の「やり方」「生き方」を理解しよう

　人生は、一度しかありません(おそらく)。人は各成長段階で、「その人らしさ」が育くまれてきます。であれば、その方と関わっていくためには、まずその方の「生活歴」に興味を持ち、ご家族などから話を伺うことが理解への早道です。どこで生まれ、どこで育ち、転校や転勤は経験しなかったのか。どのような地域や文化の中で育ってきたか。どんな学校を出て、どのような仕事をしてこられ、どのような家庭を築き、また、築かなかったのか。プラスであれ、一見マイナスであれ、その方の人生の「やり方」「生き方」に興味を持つと、少しずつ「その人らしさ」に近づくことができるのです。

　介護支援専門員であれば、「この職業」についていたならば「このような方」

という、良くも悪くも「人を見る目」（先入観とも）をもっていることでしょう。たとえば、自宅で代々行っている農業や漁業、大工などならば、「朝から晩までよく働き、家族を支えてきた」。また、教師や警察官、消防士、医師ならば、「正義感が強い」。さらには、保育士や看護師、栄養士、理学療法士などは、「優しくて他者の役に立ちたい」。主婦業に専念している女性などは、「家を守るためにがんばってきた」など。これらは一般的な先入観（幻想）の最たるものですが、関わる上で、頭に入れておくべき情報なのです。

## ❷ 家族などと語り合い、その意向を明らかにし、できる範囲内の「外堀」も徐々に埋めていこう。いったん味方にすると「心強い味方」に早変わり。しかし、敵にまわせば……

　その方の生きてきた道のり（生活歴）がある程度わかったところで、自分が抱いたその方のイメージを言葉に出し、家族などに伝えます。ご家族などがとらえていたその方らしさとすり合わせます。

そうでしたか。長年、小学校の先生をなされてきたならば、さぞや教育熱心な方なのでしょうね？

教育熱心？　たしかに父はしつけには厳しかったです。でも、『勉強しろ』なんてうるさく言わないし、退職後は母と畑仕事をやるようになってからさらにゆるくなった感じです（笑）。そうそう、菊作りが趣味でしたね。

しつけに厳しいが、勉強はうるさく言わない……、ですか。退職後は、奥さまと菊作り……ですか？

そう、菊作り。教師をしていたころは、まぁ、よく怒られましたが、もともとは優しい、というか優柔不断でおとなしい人でしたからね。退職後はほとんど怒らなくなったし、私を温泉に連れていってくれたりしました。黙々と菊作りに精を出していましたよ。

　倒れてからは、家にこもりっきり。たまに窓を開けて庭を見せるとね、それがまた、いい顔するんですよぉ（笑）。このまま入院なんかせずに、元気でいてくれたらな、と思いますよ。

### ❸ 自分の考えをその方にぶつけて(伝えて)、反応を見ながら、徐々に、そしてサッと確定する

　ご家族(妻、息子、孫など)一人ひとりの意向が見えてくるころ、介護支援専門員は「自分が本人だったら、どのような意向を示すだろうか?」と、できるだけその方になりきり、想いをめぐらせます。そして、**自分がとらえたその人の意向**を「～と考えましたが、いかがでしょうか?」と本人にぶつけて(伝えて)みましょう。

　「みなさんのお話を伺っているうちに、私なりの表現ではありますが、『妻や息子家族の声を聞きながら、時々庭を眺められ、季節を感じながら、穏やかに生活したい』『もう入院したくないので、健康には注意して生活していきたい』などと考えていらっしゃっていると受け止めましたが、いかがでしょうか?」など。

## とりあえず、Answer

　利用者さんの疾病情報は重要です。しかし、「失語症」だから、「認知症」だから、「話せない」から、などで関わることをあきらめてしまうのはいけませんよ。本人がそばにいるのを無視して「ご家族だけ」と話したり、これもいけませんよ。介護支援専門員とは、「利用者を支援する」存在です。どのような環境下にあっても、**利用者さんの気持ちを代弁**し、また、代弁する存在として関われるように努めましょう。介護支援専門員は、介護職のように介護技術は不要ですが、現場で何か必要か、どれくらいの時間がかかるのかなどの情報と、提供される介護技術への理解は欠かせません。多職種連携の要としての役割を果たせるようにご家族と関わりましょう。

## Question 12
## 家族の訴えが手強く、ご本人の希望がわかりません。どうすればよい?

たしかにご家族の訴えは強いですよねぇ。そばにご本人がいて、**何かを話したい気持ち**は伝わってくるんだけど、家族の顔色をうかがっているのか、話しづらいのか、うつむいてしまう方などもいらっしゃいます。介護支援専門員とすれば、ご本人の意向も把握しておきたい。さてさて、どうしたらよいか考えてみましょう。

**ポイント** 家族の感情にも寄り添いましょう。

> 「雑音」に聴こえても、それもまた「音楽」として、
> 本人の本音を聴けるまでの道のり

### ❶ 介護者は介護者で、「大変な状況に陥っている」ことをまず受け止める

利用者さん（ご本人）はもちろんですが、家族一人ひとりにも、その人らしい生活があります。お父さんやお母さんなど、家族が「要介護状態」になったとすれば生活に直撃します。ある意味、**本人さんよりも大変**です（本人さんは自分のことですからね）。もし、共に暮らしていて徐々にそのような状態になったのならば、家族も徐々にその状態を受け入れ、食事に気を遣ったり、トイレ掃除を多くするようになっていたり、少しずつ「介護者」としての心構えもでき、知識も増えていくのです。

けれど、一緒に暮らしていないご家族にとってみれば、どうしてよいのかわからない。そもそもその親子関係や経済状況によっては、「天災」のように感

じるかもしれませんが、これは仕方がないことです。ご本人の状況を見かねて家に呼び寄せた場合でも、「介護生活」に対する不安や不満も出てきて、介護保険の利用のための窓口である介護支援専門員に対して、最大の自己防御（無理難題を言う）をしたくなるのは仕方がないことなのかもしれません。まぁ……、たまりませんけどね。

みなさんの中には、「ご家族が心配して、自ら引き取ったのだから、そのような問題は起こらないのでは？」と思う方もいるかもしれませんが、甘いです！

人は安定した生活を好み、不安定な状態にはなかなか耐え難いものなのです。ご家族も、連れてきた当初はがんばりますが、そのがんばりもそう長く続きません。この苦労は通常、ご利用者さんが施設か病院に入るまで、いや終末を迎えるまで続くのですから、家族にも長丁場になります。したがって、介護するには、介護者自身の生活まで大きく変化させなければならないのです。

ですから、この「大変」な状態を脱する方法を考え、もっと手早く解決したいと思います。そうなれば、「みなさん」を過酷に頼るようになるのは当たり前。その結果、みなさんの「家族の訴えが手強くて困る」となるわけですよ、はい。

## ❷ ご家族の大変さを伺い、「がんばっていること」にまずは共感しよう

介護者は、すでにご自分の生活の多くを介護に費やしています。傍から見ればそれほどに見えなくても、身体的、精神的、経済的な負担など、家族介護者の負担はさまざま。大変なことは「目に見えない」のです。介護支援専門員はその負担について聴き出し、まずはご家族の感情と苦労に向き合うことから始めましょう。

 私も、引き取ることに反対はしなかったわ。でも一緒に暮らしてみたらやはり大変なの！

**Q12** 家族の訴えが手強く、ご本人の希望がわかりません。どうすればよい?

 ご本人と暮らすことにはいちおう賛成されたのですね。

 そりゃそうよ。最初はあまり手がかからなかったの。これなら大丈夫かなと思ったら、昼夜逆転っていうのが始まり、昼間は寝て、夜になると動き出すの。気が気じゃないわ。鍋を焦がすわ、で……。

 鍋を焦がした?

 そう。だから昼間寝てばかりはダメ。デイサービスとかを利用できたら、少しは夜寝るんじゃないかしら、と。

 なるほど。それで、昼夜逆転は続いてるんですね?

 もちろん。主人の仕事も手伝わないといけないし、子どもたちの世話もしないといけない。なのにお母さんの夜の相手まで!

 そうでしたか。奥様1人でがんばってこられたんですねぇ。

　ポイントは、お嫁さんが「デイサービス」というサービス案を口にしても、安易に「デイサービスを利用したいのですね? わかりました!」とは言わないところです。続けて、現状把握をすべく質問を続けました。**相談援助技術の「探求質問」**です。すると、お嫁さんは、再度自分に起きている事柄を見つめ直し、ご主人や子どもさんのことまでも語り始めます。ここで語りながら、自己と向き合い、自分自身のがんばりに気づくことができたと思われます。

## ❸ 不安定な状況から脱却すると他者への気遣いができる

　「探求質問」が重要とわかっても、介護支援専門員も人間、手強いパワーの方から「〇〇を利用したい」と言われれば、「手配しましょう」と言いがちです。だからこそ、面談時には、少々表現はなんですが「**巻き込まれない**」という覚悟をもってないといけません。そして本人の話を伺うのです。

 今でも、お母様が起きてくるのは続いているのですね?

そうよ。子どもも来年は中学受験が控えているのに……。

 受験について、お母様はどのように考え、またご理解はされているのでしょうか？

 ご飯どきに話題になるの、娘には勉強しないとねと話したり……。

 そのあたりのお話をご本人に伺いたいのですが？

 そうね、お母さんの気持ちも聞かないとね。本人に聞いてみてください。

　この場面のようにすべていくとは限りません。でも人は、自分の不安な状況から抜け出せたとき、初めて他者への気遣いができます。介護支援専門員が、お嫁さんの大変さに共感したため、気持ちに少しゆとりが出ました。そこを見計らって、意図的に会話の中にご本人を登場させて、介護者はやっと「本人の存在」に気づけたのです。

## とりあえず、Answer

　居宅サービス計画に、「家族介護者の負担の軽減」とよく書いてあります。はたして、本当に負担なんて軽減できるのでしょうか。むしろ、サービス利用が始まるとそれに振り回されることもあり、**かえって負担増**になることも（笑）。負担を軽減できる部分は、相談援助のプロであるみなさんの仕事だけなのです。定期的に訪問し、利用者はもちろん、家族と対話します。介護者は、対話を通して、自分と向き合い、心を整理します。「自分はがんばっている。もう少しがんばれる。良くやっている」ということを再確認できます。それでご家族が「がんばれる」のならば、それが、いちばん負担の軽減につながるはずです。**愚痴を聞いてくれる相手**はそうそうおりませんよ。そのためにも、「聴く」という、相談援助技術を磨き続けましょうね。

## Question 13

# ご家族が多く、意見がまとまりません。どうすればよいでしょうか?

とりあえず、国としては「少子高齢化」のおり、家族が多いというのは素晴らしいこと。個人としてもそれはうらやましい限りです(限度はありますが)。意見を言っていただけるということは、この利用者さんが今までの生活で家族とのつながりを持って生きてきたということ。その結果、今の大家族(?)につながっているのでしょう。とはいえ、キーパーソンが何人もいては進みません。介護支援専門員にしてみれば、大家族が集まり、利用者さんの今後の生活についてその場であれこれ話されても収集がつきません。ではどうしたらよいかを考えてみましょう。

 家族の中でキーパーソンを決めていただきましょう。

> 「ご意見番」ばかりでまとまらず、
> 意見集約までのつらい道のり

❶ **家族図を描くことで、関係性を視覚的にまとめて理解する**

　家族が倒れ、介護が必要になったときに、多くの家族は困ってしまいます。しかも、「いったい誰が今後の面倒を見るのか?」を話し合わなければなりません。法律的にああだこうだといっても簡単に収まるものではありません。まぁ、話し合いが行われない場合でもそこは家族。暗黙の了解が成り立つ場合が多々あります。介護支援専門員は、とりわけ「キーパーソン」となる人物をしっかりと選定し、決めていただくことを提案しましょう。

　さらに、介護支援専門員としても、このご家族の関係性をひととおりは知っ

ておく必要があります。とりあえず、「家族図（ジェノグラム：genogram）を描かせていただきたい」旨を説明し、同意を得て、大家族協力のもと「家族図」を描かせていただきましょう（家族図の描き方についてはP.63「Q14」参照）。

大家族が対象の場合、小さい紙ではなく、大きな紙を用意し、ご家族同席で表現していくとよいでしょう。そこで利用者との関係性（誰の存在を頼りにし、頼りにしていないのか）を明らかにします。

気をつけなければならないのは、家族図は図を描くことが目的ではないし、図を完成するのが目的ではありません。図はすべてあくまでも**関係性をはかるためのツール**ということを忘れずに。

こちらの家には、長女さん、三男さんご家族がお住まいですね。二男さんご夫婦と、長男さんご夫婦は、こちらの敷地内にそれぞれお住まいがあるのですね。なるほど、なるほど。次女さんは、隣町に嫁がれ、毎週帰省し、お母様の話相手をされている、と。ところで、みなさまのお子様はどうでしょう？　ははぁ、なるほど……。

私は、持病持ちなので、嫁がずに家にいるんです。実は、昨年父が亡くなったときにも、誰が母の面倒を見るかでもめました、そりゃもう。幸いそのときはまだ私も元気でしたから、私が見ようとは思っていたのですが……。持病があっても、体自体は丈夫です。でも、私が面倒をみる！と言うと、お兄さんから（持病がある）お前には任せられない！って頭から言われて……。

当たり前だろうが！　いちおう、家長はおれなんだから。でもまぁ、本来はおれたちが見なければいけないんだが、夫婦で働いているからな。母がまだ自分のことは何とかできているけど、今後はどうなるかわからん。そうなったときにお前でどうにかできるっていうのか？

兄貴さぁ、うちの嫁だって親父が倒れたときにがんばって介護してたじゃないか。でも、そんときも、皆あまり手伝ってくれなかったよな？　だから、いいよ。母さんの世話はおれたちが見るさ！

そうは言うが、おまえ、母さんがいなくなったら、この家を建て替えるって言ってたろ？　そのときは、おまえ、おれたちに出てけっていうのか？

ご家族が多く、意見がまとまりません。どうすればよいでしょうか？ Q13

そんなことまで、まだ考えてないよ。今までだって仲良くかはともかく、うまくやってきたじゃないか！

お話し中、すみません！ とりあえず、今は、お母様の今後についての話し合い、介護保険を利用して支援していくという範囲内でのお話でお願いしたいんですが。よろしいですか、伊藤さん？

ええ、ええ、まったくお恥ずかしい（笑）。お父さんがいたときには、皆、ピシッ！と言うことを聞いてくれていたんですが……。いなくなったとたん、兄弟げんかばかりで（笑）。まだまだ、私は大丈夫。この足さえ、この足さえ、この足さえ治れば、また元気になれると思うわぁ……。

　……いやいや、家族図の作成中に、口論が始まってしまったみたいです。でも、この「争い」の中からでも、どうやら三男さんとの絆が強いことが浮かんできました。とかく介護が必要になってから、子どもさんたちが一堂に集まると、どうしても「財産」関連の主導権争いが見え隠れしてきちゃいます。これものちのち放置はできない問題ではあるのですが、とりあえず介護支援専門員の仕事の範疇からはいささか外れたテーマのようで……。

## ❷ 利用者本人の意向が確認できれば、ご本人に決めていただく

　このような家族構成で問題となるのは、「何かことを決める（決めたい）とき」「誰に相談すればよいのか」ということです。たとえば、住宅改修を行うときなど家財に手を入れることにもなりますし、介護保険を利用した場合でも「費用はだれが支払うのか」で、揉めがちです。

　さらに、終末期の過ごし方ともなると、それぞれの家族の個人個人の、ごくごく個人的な想いです。家族ですら越えることは許されない問題といえます。感情の行き違いで、それこそ、「その人らしい」看取りケアができないという障害になってしまう可能性もあるのです。

　何かを決定するたびに、「ああでもない」「こうでもない」と介護支援専門員の前で議論されては大変です。ですから、ご家族内でとりあえず**「キーパーソン」を決め、決定権をもっていただきましょう。**

　まだまだ、利用者さんがしっかりとご自分の意向を表明できるうちに、誰を

キーパーソンにするかを指名していただくのもよいでしょう。本人の意向が確認できない場合には、ご家族でキーパーソンを決めていただく必要がありますが、このケースのように財産があり、もし、本人に判断能力がないような場合であれば、「成年後見制度」を利用するという提案も視野に入れましょう。法的に揉めてしまえば、ご家族にも百害あって一利なし、ですから。

　いずれにせよ、介護支援専門員は、家族一人ひとりの気持ちを無視することなく、誰かの想いだけを受け止めてしまわないように、「中立公平」（言うのも書くのも簡単ですが）の立場を維持しましょう。また、どうしても大変なときには、事業所の管理者などに早めに相談しておき、「有事」の際の支援方法についてアドバイスをもらっておくのもひとつの対応策かもしれません。

## とりあえず、Answer

　家族といえども、それぞれが自分の生活をもち、その生活までを犠牲にすることはなかなかできませんし、そんな要求もできません。とはいえ、介護支援専門員にとっては、利用者さんの身内であり、いざというときに頼りするのは当然のことでもあります。大家族でも小家族でも、ご家族の存在を大切にし、**苦手意識をもたない**こと。定期的な訪問のときには、家族一人ひとりの労をねぎらい、**がんばっている姿を忘れずに称賛**しましょう。そのような関わりが、いざというときに介護支援専門員に力を与えてくれるのではないか。いやぁ、家族への支援はなかなか難しいですよ。

# Question 14

## 家族図は、どのように描けばよいでしょうか？

「家族図」の描き方ですね！ 女性は「〇」、男性は「□」を描くということは、なんとなくわかっているけれど、実際に利用者さんやご家族を目の前にすると、「いやぁぁぁ！ 何から聞いたらわからない‼」というその気持ち、よくわかります（大げさ？）。では、どのような手順で家族図とやらを描けばよいのか案内しましょう。

**ポイント** 本人たちにも参加していただきましょう！

### 「大事なもの」どころか暗くて先が見えない会議への道のり

❶ **まずは「情報収集」のための質問内容などを説明し、その同意を得よう**

　家族情報などの収集については、「課題分析標準項目」の利用者の基本情報に関する項目に明記されています。なにしろ、利用者さんを支援するためには、利用者さんを取り巻く家族構成は必要不可欠な情報です。このときに役に立つのは、「家族図（ジェノグラム：genogram）」を描く方法なのです。この家族図は、文字や文章で説明するよりも、「一定の約束」のもとに図解化されたものを見ることによって、援助を行う人々が、家族や親戚関係の年齢や本人との関係などをひと目で理解できるようになっています。

　そこで、利用者さんやご家族に、「家族情報を得る必要性」を説明の上、この家族図を描く中で用いられている 一定の約束事（記号やマーク） の使い方

を説明しつつ、「家族図を描くこと」の同意を得て、話を進めて行きましょう。

## 家族図の描き方

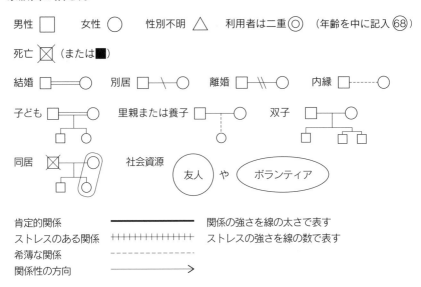

## 家族図の例

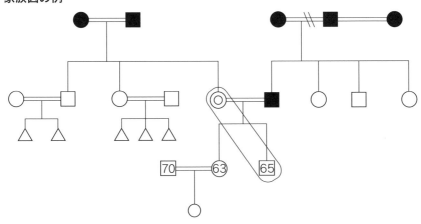

## ❷ 本人の生活歴をひも解くツールにもなる

　具体的な描き方としては、まず用紙（A4判程度のもの）を用意しましょう。その紙の中央に、本人のマークである「◎」や「回」を書きます。次に、身近な家族を描きます。たとえば、ご夫婦の場合には、中央を二重線で結び、◎＝□という具合になりますね。

　夫婦関係が描ければ、次に、その方々の「子どもさん」情報を得たくなりますね。でも、ここでは、あえてその方の「ご両親」の話題に話をふるのです。なぜならば、その方らしい生活を知るためには、まずは前史である、「今まで生きてきた過去」の情報が重要となるからです。

　ここからは、図の作成を「オープン」にして、本人やご家族にも参加していただきましょう！

ところで、山本さんは、お生まれはどちらでしょうか？　お父さんやお母さんのことで何か覚えていらっしゃいますか？

ああ、自分はここ（図を指す）で生まれてね。親父やおふくろは農家をやっていたよ。

そうですか。農家を営んでいらっしゃいましたか！　それでは今でも田んぼを作られているのでしょうかね？

いや、もう売っちゃったからな。

そうでしたか。ところで、ご兄弟はお近くにいらっしゃいますか？

ん？　いるよ、いるいる（笑）。自分は6人兄妹の末っ子さ。小さいときは、すぐ上の兄がよく面倒を見てくれたもんだったけどな。

そうですか。では、ご兄弟の構成をお聞かせくださいますか？

　……などなど。このような話題から、利用者さん・ご家族を取り巻く「親戚」の状況やその関係を把握していきます。次に、その方の「子どもたち」（がいらっしゃれば、ですが）の図を描き、経時的に下がっていき、家族関係と状況を把

握していきます。
　お1人暮らしの場合には、その方の「お父さん」「お母さん」の情報を描きましょう。多くの場合は亡くなっているため、「●＝■」となることが多いでしょう。また、描くルールを覚えておくことで、関係者の年齢やその関係、たとえば、離婚・死別などの家族状況や家族内支援の**キーパーソン**などを見つけやすくなってきます。

### ❸ 自事業所内で「記号や描き方についてルール」を決めておこう

　各事業所で使用している「介護ソフト（アプリケーション）」はさまざまです。一様に家族図を描こうとしても、ソフトによっては思うようにデータに入らない場合もあるでしょう。「家族図がデータに載せられない」と嘆く方もいます。このようなことを避けるためには、組織の中で、導入ソフトの選択、使用方法、必要な機能がない場合の取り決めなど、他の方々と話し合い、自事業所として有効で、描きやすい記号を用いるルール作りを先にしておくとよいでしょう。

## とりあえず、Answer

　「家族図」の描き方にも、**一定のルール**があることを理解しておきましょう。その上で、利用者さん・ご家族などにも、「みなさんの生活を支援するために、居宅サービス事業所と共にチームを組んで行うこと。支援するメンバーと情報を有効に共有するためにも、家族図が必要なんです」と説明し、その同意を得ておきましょう。家族図を描くときには参加者が**協力しやすいようにオープン**にし、参加者がより「視覚的に理解しやすい」ように描いていくと、情報が効率よく収集できると思いますよ！

# Question 15

# 「チェックポイントシート」って必要ですか?

「チェックポイントシート」とは、介護支援専門員の実務研修や専門課程研修ほかで事例検討などに用いられているアセスメントツール(主に研修)です。これを研修で使用するかしないかは、各都道府県が委託している研修実施機関に委ねられているようです(くわしくは不明)。しかし、これを研修で使わないという研修実施機関の育成方法には疑問を感じてしまいます。まぁ、現状これを使えば業務もやりやすくなる優れものなのです。これの「使い方」を知らない講師には扱えないというだけ。それでは、このシートは何なのか? いつ使用するものなのか? 介護業界のタブー(?)に挑戦しつつ、ご案内しましょう。

 問題を意欲的な「生活全般の解決すべき課題」へ転換できる機会を生む優れもの。

## 「教えられない」のに講師をやる人になれるまでのそれはそれは難儀な道のり

### ❶ 「課題分析標準項目」に沿って、情報を収集・整理しながらソフトに入力する

　介護支援専門員は、国(国ですよ、国!)が定めた「課題分析標準項目」に沿って、利用者情報を集めます。そして、収集したら、各事業所が使用しているアプリケーション(パソコンなどのソフト)に情報を整理しつつ、入力します。

　介護支援専門員の中には少なからず、この情報整理の方法から「わからない」と悩む人がいます。原因の多くは、現状を把握しても、利用者さん・ご家族の

要望や意向が把握できていないことだと思われます。その落とし穴を塞ぐべく（危ないですからね、利用者さんが）、アセスメント時に不足ない情報収集をできるようにと登場したのが、つまりこのシートなのです（記載例はP.70）。

## ❷ 利用者さんの「困りごと」、ご家族の「困りごと」、その意向・要望を明確にできる

　この帳票の「特徴」の1つは、右側のスペースに、利用者および家族の困りごとを明確にする項目があるということでしょう。介護支援専門員が、左側のスペースに現状を把握した際、利用者さんなどにその現状で発生する「困りごと」を伺い、右側のスペースに「困りごと」を記載できますよね。もちろん、利用者さんなどからすれば、自分たちの「困りごと」は、まぁ、あまり他人には触れられたくない部分です。だから、介護支援専門員は相談援助技術を使って、利用者さんなどの気持ちに寄り添いつつ、「味方ですから！」という姿勢で話を伺う態度（接客態度）が求められます。

　介護支援専門員は公的機関の後ろ盾がある（役所の）相談窓口ではないのです。そして、「困りごと」を明確化することによって初めて、「この『困りごと』は、こうなれば良い方向に向かう」「こうやってがんばっていきたい」など、意欲的な要望へと変化を促すことが可能になるのです。

## ❸ 介護支援専門員などの意見や判断を記載し、「自立支援」に向けた課題を導ける

　そのもう一方では、介護支援専門員は、利用者さん・ご家族などの「困りごと」を伺っているうちに、問題解決に必要な手立てを考えられるようになってきます。それが、介護支援専門員の「客観的な意見および判断」の部分です。

　もちろん、この意見や判断の中には、主治医からの意見やサービス提供者側からの意見なども考慮されていなければいけません。この「利用者さん・ご家族・介護支援専門員」の三者の考えをすり合わせ、「同意を得ることができたもの」（ここが大事）が「生活全般の解決すべき課題」となるのです。

### ❹「でもどうやって使うの？」。チェックポイントシートが活用される場面とは？

　いろいろ使い方に賛否はありますが、このシートを「全ケース」に適応させて、「居宅サービス計画」を作成されている方は全国にたくさんいらっしゃいます。しかし、国もすべてのケースでこのシートを「使用すること」とはしていません。この国では、たとえ良いものでも「独占」させることには躊躇します。だからこそ、**選択に資する研修**となるのですよ（笑）。

　めんどくさくても、国が「介護支援専門員の法定研修」で使用させ、普及させよう試みている「課題整理総括表」を作成するためには、このシートがあったほうが作成しやすいのですよ、というかないのもまた不便ですね（笑）。いずれにせよ、自分のアセスメント手法に「完全な自信と能力」があるのであれば、別にどういうやり方でもよいわけです。あえてこのような手間のかかる作業をする必要はないとは思いますが……。

## とりあえず、Answer

　このアセスメント「チェックポイントシート」は、自分が立案した「居宅サービス計画」において、**利用者の真のニーズ**、「生活全般の解決すべき課題」をもれなく抽出できている方には必要ないでしょう。ただし、支援が困難だと思われるケースや込み入った内容のケースなどでは、サービス担当者会議に参加した人々に、「利用者の全体像」をできるだけ短期間で把握してもらうにはこのツールがあったほうがよいでしょう。さらに、自分が作成したアセスメントツールから「課題整理総括表を作成できない！」というお方の場合には、**必須のツール**となるでしょう。

　なお、ここで示している佐藤が作成しているチェックポイントシートは、一番右のニーズ番号を入れる箇所に、ICFの言語を入れて、関連性を理解しやすくしています（P.74「Q16」参照）。さらに詳しく、チェックポイントシートの正しい書き方について知りたい方は、長寿社会開発センター発行の『五訂 居宅サービス計画書作成の手引』（2016）を参照してください。

# チェックポイントシート

(様式6)

| 課題分析標準項目 | 状態 | 原因 | |
|---|---|---|---|
| 健康状態 | 平成7年　高血圧症　平成18年　アテローム血栓性脳梗塞後遺症(左半身マヒ・左空間無視・高次脳機能障害)　H〇年12月左大腿骨骨折手術後　身長160cm　体重65kg | 高血圧　脳梗塞 | 利用者<br>家族<br>意見 |
| ADL（活動） | 短下肢装具を付けて、車いす等移乗動作は自立(転倒リスクあり)。着替えに時間を要する。面倒だと着替えないこともある。排泄はPトイレ排便はトイレ。入浴は娘が介助（2回／週）食事は自立。 | 転倒　左麻痺<br>高次脳機能障害<br>(遂行機能障害) | 利用者<br>家族<br>意見 |
| IADL | 自室の掃除（紙モップ程度）洗濯物たたみなどできる範囲をする。家事活動はすべて母親がしている。娘がいるときには手伝う。夫も協力的。週末は皆で買い物に出かけている。 | 高次脳機能障害<br>(注意障害分割的注意) | 利用者<br>家族<br>意見 |
| 認知 | 軽度の記憶障害あり。自己決定はできる。 | 高次脳機能障害<br>(短期記憶障害) | 利用者<br>家族<br>意見 |
| コミュニケーション能力 | 意思疎通は可能。記憶障害のために何回も同じことを聞いたり話したりする。物事に固執するようになり、うまくいかないと言葉によるハつ当たりがあり、喧嘩の原因となる。 | 高次脳機能障害<br>(遂行機能障害)<br>感情コントロール低下 | 利用者<br>家族<br>意見 |
| 社会との関わり | 骨折後は家族を頼りに生活しており社会との関わりは少ない。近隣の方や友人、教え子たちの訪問がある程度。郊外のスーパーへの買い出しがストレス発散の機会となっている。 | 転倒　左麻痺 | 利用者<br>家族<br>意見 |
| 排尿・排便 | 排便コントロール（下剤服用）に問題はない。 | | 利用者<br>家族<br>意見 |
| じょく瘡・皮膚の問題 | 問題ない。 | | 利用者<br>家族<br>意見 |
| 口腔衛生 | 義歯なし。食後に歯磨きをしている。 | | 利用者<br>家族<br>意見 |
| 食事摂取 | 1日3食　母が調理している。カロリーオーバーな部分もある。午後、近所の方たちが来てお茶をする習慣があり、漬物やお菓子を食べている。 | | 利用者<br>家族<br>意見 |
| 問題行動 | 感情コントロールがうまくいかず怒ったり泣いたりする。うまくいかないとハつ当たりする。理解力低下のため同じことを何回も説明する必要がある。 | 高次脳機能障害<br>感情コントロール低下<br>遂行機能障害 | 利用者<br>家族<br>意見 |
| 介護力 | 母親80歳が主に家事活動を支援している。娘は看護師で不規則。病気の理解はある。母親は、腰痛や膝が痛く実際の介護は無理。夫が主介護者だが、介護方法がわからず困惑する場面もある。 | | 利用者<br>家族<br>意見 |
| 住環境 | 1階に本人と母親の居住空間があり、台所、トイレ、寝室は退院時に住宅改修をしている。2階は娘の部屋と、夫の寝室がある。玄関に段差があるが、車いす介助に問題はない。 | | 利用者<br>家族<br>意見 |
| 特別な状況 | | | 利用者<br>家族<br>意見 |

「チェックポイントシート」って必要ですか？ Q15

平成　年　月　日現在

| 問題（困りごと） | 生活全般の解決すべき課題（ニーズ） | ニーズ番号（優先順位） | |
|---|---|---|---|
| 動けないので体重が増えて困る。<br>八つ当たりをされるときがあってつらい。<br>再入院しないために健康管理が必要。 | 再入院をしないように体調には注意したい。<br>また、ダイエットにチャレンジして減量<br>できるといいなぁ。 | 心身機能 | 3 |
| 自分のできることはしているが時間がかかり困る。<br>トイレなどできるから良いが入浴は負担。<br>体の動かし方の訓練が必要。入浴に手立てが必要。 | 自分の身のまわりのことがうまくできるよう<br>に体の動かし方を教えてほしい。また、入浴<br>を手伝ってほしい。 | 活動 | 1 |
| 自分ができるところはしている。忘れっぽくて困る。<br>あれこれしようとして、中途半端になり困る。<br>現状維持。障害に対して理解が必要。 | 家事活動を再開したい気持ちはある。特に<br>調理は好きなので、教えてもらいたい。 | 参加 | 2 |
| 覚えていられないから、したことをメモしている。<br>説明に時間がかかり困る。<br>現状維持、様子観察が必要。 | 必要なことはメモや日記に付けておく。 | 活動・参加 | |
| わからないことがあって不安。説明してほしい。<br>話しが通じないと怒りだして困る。<br>お互いに離れる時間も必要。 | 家にいると母や夫に八つ当たりをしてしまう。<br>暖かくなったら、外出の機会を作り、お互い<br>に離れる時間を作りたい。 | 参加 | |
| 家族がいるから不自由はない。<br>昔は趣味活動を多くしていた。楽しみがあるとよい。<br>外出する機会が必要。 | | | |
| | | | |
| | | | |
| 歯科に行きたいが車いすなのでいけない。<br>歯磨きをしているが口臭があるときもある。<br>歯科受診が必要。 | 歯科にかかって歯垢を除去したい。 | 心身機能 | |
| 病気で仕事を辞めてからの習慣で太った。<br>本人は動かないからねぇ。太るのでは……。<br>生活習慣を調整する必要がある。 | 起きている時間を増やし体重を落としたい。<br>地域の方々との交流は続けたい。 | 活動<br>環境 | |
| 自分でも感情をおさえられずに困っている。<br>話し始めるとくどくて困る。<br>お互いに障害について理解が必要。 | 同じ障害がある人々と交流し、情報交換を<br>したい。お互い楽にかかわれるようになり<br>たい。 | 心身機能・環境 | |
| 皆が面倒みてくれるのはうれしい。<br>依存的になっているのが心配。<br>現状を維持する必要がある。 | 主人をはじめ皆が面倒をみてくれるのが<br>ありがたい。これからもできることを続けて<br>みんなと一緒に暮らしたい。 | 環境 | 4 |
| 調理をしたいが、キッチンが高くてできない。<br>家族は問題ない。<br>調理については手立てが必要。住宅に問題ない。 | 調理訓練があれば参加したい。 | 参加 | |
| | | | |
| | | | |

# 第3章
# ケアプランの作成

# Question 16

## 「ICF」(国際生活機能分類)を意識したプランニングって?

ほほう! ICF(国際生活機能分類)ですね。これは非常に深い内容を含んでおり、リハビリテーションの専門家の方々ですら頭を悩ますものなのです。まぁ、リハビリテーションの専門家にとっても、「国際障害分類」(ICIDH)のあとに生れ、採用された概念なので無理もないのですが。その内容は一言では説明はできませんが、介護福祉士でもある佐藤が、介護福祉士として現場で利用者さんと関わる中で、その行為を「ICF理論(概念)」をベースにして帳票に落とし込んでみました。まずは佐藤流のこなし方ではありますが、案内しましょう。

 利用者さんの生活全般の解決すべき課題を網羅する!

---

### 何の略だかわかりにくい上、「ICF」までの遠いような近いような日本にやってきた道のり

#### ❶ 課題分析標準項目とは、ICF以前に採用された項目である

　国は、平成12(2000)年の介護保険スタート時に、その担い手として介護支援専門員を登場させました。そして、「居宅サービス計画」の作成、それに基づくサービス提供の「監視(モニタリング)」「給付管理」を担当する役割を与えました。

　しかしながら、取得要件として、多職種からいささか無遠慮に寄せ集めたため、さまざまな基礎資格を保有する介護支援専門員が「偏った情報収集」を行う危惧が出てきました。そこで、この事態を避けるため、「課題分析標準項目」

## 「ICF」（国際生活機能分類）を意識したプランニングって？ Q16

を設けたのです。つまり、この時点では、ICFが示しているような、利用者さんの健康状態を維持するため、現状の「心身機能」「活動」「参加」「環境」（背景因子）がどうなっているか？という視点はありませんでした。

　もし、介護保険制度が検討されはじめた平成10（1998）年ごろに、この「ICF」の考え方（概念）があったならば、課題分析標準項目の内容も少し変わっていたかもしれません。その証左として、平成18（2006）年に導入された「介護予防・支援サービス計画」には、しっかりと「ICF」の考え方（概念）が導入されているのです（まぁ、後手後手というのかなんというのか）。

　介護保険制度の開始当時、「課題分析」を行うための視点としては、「国際障害分類」（ICIDH）が主流でした。このICIDHは、障害を3段階（機能障害・能力障害・社会的不利）のレベルに分けてとらえる、いわゆる「障害の階層性」を示したものです。ただし、この分類法は、障害のとらえ方が見た目の障害、つまり**客観的な障害として「できないことのみ」に着目**しているという批判がありました。

　試しに、このころ作成された「居宅サービス計画」を再現してみると、課題は「脳梗塞後遺症左麻痺がある。そのために歩行不安定である。長期目標は、歩行訓練を行い、歩行が安定できる。短期目標は、麻痺側の訓練を行い、少しでも転倒予防につなげられる」というようなもので、浮上したサービスはもちろんリハビリ系のサービスばかりでした。利用者さんにとっては、麻痺側の訓練は痛みが伴い、苦痛そのものだったでしょう。さらに、できないのならば代替え品をあてがえばよいという考え方であり、「家事援助」などが提供されました。このような計画には、利用者さんの**「このようにしたい」「なりたい」という主観**は少しも反映しておりません。

　そこで、利用者さんの**「していること」や「できること」を伸ばそう**という概念から生まれたプログラムが「国際生活機能分類」、つまり「ICF」なのです。この考え方がWHO（世界保健機関）で採択されたのが平成13（2001）年、それが日本語に訳されたのは平成14（2002）年！　そうなんですよ。介護保険がスタートして混沌としていた時代に、世界では障害者をとらえる視点がまさに180度変換されていったのです。

ICF（国際生活機能分類）

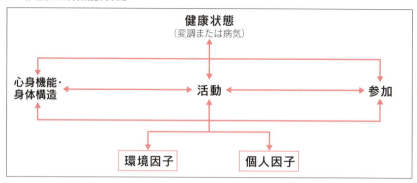

　また、**(介護保険制度下での)ケアマネジメント**のスタート時、「課題分析標準項目」というインプットの内容こそ確立されてはいましたが、「利用者の解決すべき生活全体の課題」についてのアウトプットの方法は確立されていませんでした。しかし、この「国際生活機能分類」が日本語に訳された後に、厚労省のホームページに掲載されている内容をまとめる（若干、佐藤の手入れあり）と以下のとおり。

　「今後の「ICF」の活用については、障害や疾病を持った人、その家族、保健・医療・福祉などの幅広い分野の従事者が、この「ICF」（あくまでも概念!）を用いることにより、障害や疾病の状態についての共通認識を持つことができる。また、さまざまな障害者に向けたサービスを提供する施設や機関などで行われるサービスの計画や評価、記録などのために、実際的な手段を提供できる。さらに、障害者に関するさまざまな調査や統計について、比較検討する標準的な枠組みを提供できるなどが期待されており、今後も調査検討を重ねていく」

（参考文献：『国際生活機能分類-国際障害分類改定版』(日本語版)：厚生労働省ホームページより）

## ❷「アウトプット」を統一するという考え方

　ここまで述べているとおり、介護保険導入当時は、この「ICF」の概念はありませんでした。この時点で、「利用者の解決すべき生活全体の課題」とは、「そ

の人らしい生活」を維持・向上するための課題としてとらえられるにとどまり、そこから先は介護支援専門員の裁量に任されていました。

　このやり方では、抽出された課題が各情報収集者の能力にむちゃくちゃ強く依存することとなりました。その結果、課題が多過ぎたり、逆に少な過ぎたりで、なかなか納得のいくものとはならず、方法が確立されていたなんてとても言えませんでした。でも、ICFが登場してからは、介護支援専門員のテキストでも導入され、これが「わからない」講師たちは淘汰されていきましたが……。

　先達の講師たちの思惑はさておき、佐藤はハタと考えました（笑）。それがアセスメント後の情報を整理・分析する際に、このICFの概念図を用いて「心身機能に関する課題」「活動に関する課題」「参加に関する課題」「環境に関する課題」を抽出するという考え方でありました。

　ここでいう心身機能とは、健康状態の課題、すなわち主治医が登場する課題なのです。活動とは、「日常生活動作能力」であり、ひとまとまりを成した行為の課題です。参加とは、役割の提供や他者と交流して社会性を取り戻すために必要となる課題です。環境とは、利用者さんのご家族や地域の人々を意識した課題というわけです。

## とりあえず、Answer

　「ICF」を意識したプランニングとは、まだまだ発展途上です。なぜならば、ICFは相互に作用し合っており、ある段階では心身機能の課題が、ある段階では活動の課題となり、さらには活動の課題がある段階では参加の課題となるからです。つまり、利用者さんの現状や置かれている環境によって視点にズレが生じてくるのです。ただし、この分類法（プログラム）を意識した課題抽出を行えば、「利用者の解決すべき生活全体の課題」の漏れ、すなわちアセスメント不足が指摘されるようなことはまずないと考えられます。が、まだまだ使い方もつめていかなければなりません。

## Question 17

# 「居宅サービス計画」って、結局どう作ればよいんでしょうか?

いや〜、とうとう禁断の質問が来てしまいましたねぇ(笑)。もしや、「サービス中心になっている」と指導や監査などで指摘されたとか。「居宅サービス計画」は、「利用者さんが利用するサービスを明確にする」という計画書なのです。じゃあ「サービス中心」になってしまうのはしかたがないですよねぇ〜、で済むわけがありません、はい。もし、指摘を受けたなら、その時点で完全にアウト!です。なんせ、「ほとんど、書き方を知らない方たちにもわかるように!」という、編集部さんの趣旨(笑)ですから、じゃあ、どう作成すればよいのかをご案内しましょう。

 収集できた「視点」と「材料」の漏れをなくそう。

> 他職種から「おいおい」と突っ込まれない、
> ケアプラン作成までの道のり

### ❶ 主治医の存在を忘れずに記入する

　まぁ、忘れたくなる気持ちもわかりますよ、相手によってはね……、ええ。さて、利用者さんが1人で、またはご家族が同行して通院していると、「通院する」という行為への視点がぽっかりと欠け、「居宅サービス計画」からもすっぽりと、この本人がしている「通院」、主治医が行う「診療・指導」という支援までが抜け落ちてしまうこと(記憶がない?)が多々ありますね。自分が関わらない(その方法を考えない)ことに関しては無関心になってしまっています。利用者さんの健康維持に寄り添う視点を持ち、好むか好まないかにかかわらず、

主治医を忘れず、「その存在」は記入しておきましょう。

## ❷ 利用者さん自身が「していること」を必ず入れなきゃ!

　「居宅サービス計画」とは、利用者さんとサービスを結びつけるための計画ですから、どうしてもサービス提供事業所に「していただく」内容を中心に（あるいはそれだけを）記載しがちです。

　とはいえ、「居宅サービス計画」とは、利用者さんの自立を目的とした計画なのですから、**利用者さんの「していること」「できること」**も表記するように心がけましょう。

　次ページから、「居宅サービス計画」のサンプルを掲載しますので、よろしければ参考にしてください。

## とりあえず、Answer

　「居宅サービス計画」とは、利用者さんが「在宅およびその地域で暮らし続けるため」に作成された計画書です。ですから、主治医の存在や地域の方々への「**すべての関わり**」を意識することによって、「サービス中心」の計画から脱却できると思います。具体的な作成方法は本章でご案内しますので、ゆるゆると読み進めてくださいませ。

# 居宅サービス計画書（1）

作成年月日 ○○年 ○月 ○日

(認定済)・申請中

利用者名　玉前 和子　殿　　生年月日 S32 2月 1日 60歳　　住所 ○×県 □△市 ○×町 1-2-3

居宅サービス計画作成者氏名　開運 吉子

居宅介護支援事業者・事業所名および所在地　このみ居宅介護支援事業所　□市○○町□番地

居宅サービス計画作成（変更）日　29年 1月 12日　　初回居宅サービス計画作成日 平成29年 2月 7日

認定日　29年 1月 24日　　認定の有効期間　○○年○月○日～○○年×月×日

(初回)・紹介・継続

| 要介護状態区分 | 要介護1 ・ 要介護2 ・ (要介護3) ・ 要介護4 ・ 要介護5 |
|---|---|
| 利用者および家族の生活に対する意向 | 本人：これからもできることを続けてみんなと一緒に暮らしたい。また、同じく障害がある人々と交流して、情報交換をしたい。<br>夫：退院後普段でみてきたが、お互い感情的になることもある。介護方法などを学んでおり互いに楽に過ごせるようになりたい。<br>娘：自分もできるだけみてあげたいが、仕事もあり、まだ若いのでできるところを増やしてあげたい。<br>祖母：娘の面倒をみてあげたい気持ちがあり、手を出すと喧嘩になることもあり、本人の気持ちが穏やかになるといい。 |
| 介護認定審査会の意見およびサービスの種類の指定 | |
| 総合的な援助の方針 | ご本人は、56歳のときに、脳梗塞を発症し、長年勤めた学校を退職、それを機に同じく教員をしている夫と看護師として働く娘とともに、実家に帰り、母親と同居することにしました。その後、母の助けのもと、家族で過ごしてきましたが、転倒を繰り返し、昨年12月に左大腿部骨折、入院し歩行困難になりました。退院後は、家族で世話をしてきましたが、活動性が低く、体重増加が見られることなどから、外部サービスを利用することにしました。今後は、さまざまなサービスと連携して、趣味活動をひろげ、訓練を受けることができることを増やし、再入院することなく、家族とともに穏やかな生活ができるように支援します。 |
| 生活援助中心型の算定理由 | 1. 一人暮らし　2. 家族等が障害、疾病等　3. その他（　　） |

# 「居宅サービス計画」って、結局どう作ればよいんでしょうか？ Q17

## 居宅サービス計画書（2）

利用者名　玉前 和子　殿　　　作成年月日 ○○年 ○月 ○日

| 生活全般の解決すべき課題（ニーズ） | 目標 | | | | 援助内容 | | | | |
|---|---|---|---|---|---|---|---|---|---|
| | 長期目標 | （期間） | 短期目標 | （期間） | サービス内容 | ※1 | サービス種別 | ※2 | 頻度 | 期間 |
| 家について母や夫やパンパー当番で困ってしまうので、外出の機会を作りたい。お惣菜買いに15時間を作って、参加して、片麻痺でもできる趣味活動があれば知りたい。調理訓練があれば参加したい。（参加） | 趣味活動を行うことで、意欲の向上につながり、パン当番もやりすに生活できる。また家事活動にできる範囲で参加して、主婦の役割を果たせる。 | ○○年○月○日～○○年×月×日 | ①家事活動訓練を受けて、自宅で実現する。②趣味活動の場を広げられる。 | ○○年○月○日～○○年×月×日 | ①家事活動訓練の提供（自宅環境に応じた掃除、洗濯、調理など）②障害者の調理教室などに参加できるようにする。③本人の興味があるアクティビティの提供。④演習したことをリハレツに残す。 | | ①②通所介護 ①訪問介護 ③地域活動 ④家族・本人 | 高原通所介護 NPO活動センター 夫・本人 地域の人々 | 1回/週 1回/月 適宜 | ○○年○月○日～○○年△月△日 |
| 自分で身のまわりのことができるように、その都度、体の動かし方やタイミングを教えてもらいたい。お風呂の入り方を教えてほしい。（活動） | 日中活動範囲や時間を増やし、日常生活動作が思うようにできる。 | ○○年○月○日～○○年×月×日 | ①体の動かし方を体得する。②起きている時間を増やしダイエットにつながる。③入浴方法を習得する。 | ○○年○月○日～○○年×月×日 | ①送迎・機能訓練計画による訓練の実施、個別の練習②個浴の練習を行い、入浴方法を本人や家族で実現できるようにする。③教えてもらったことを記録にのこす。④記録物の点検。本人に理解できるように説明して、再現できるようにする。 | | ①通所介護 ②③家族・本人 ④訪問介護 ⑤地域活動 | 高原通所介護 娘・本人 NPO活動センター 地域の人々 | 1回/週 適宜 1回/週 1回/月 | ○○年○月○日～○○年△月△日 |
| 再入院をしないように、体調には気をつけたい。でも、ダイエットもしたい。グッと減量できるように、病気、また、病気についていないか、まだ、今後の心配事を相談したい。（心身機能） | 健康管理を継続し、再入院せずに在宅生活を継続できる。 | ○○年○月○日～○○年×月×日 | ①活動性を増やし、体重を減少できる（2kg減など）。②再び病気があったときには早期に気づき、通院時には事を相談する。③病気について、主治医に相談する。 | ○○年○月○日～○○年×月×日 | ①定期的に外出する、月曜日の朝に体重測定を行い、記録する。②再びふらつきがあったときにはメモに記録し、通院時に持参し、主治医に相談する。③診療・相談・指示④健康チェック、相談、助言⑤福祉用具貸与（ベッド） | | ①②家族・本人 ③主治医 ①通所介護 ④訪問介護 ⑤福祉用具 | 夫・娘・本人 柏谷病院（各科） 高原通所介護 浜石ステーション ロコスケーション 地域の人々 | 適宜 1回/週 1回/月 1回/月 | ○○年○月○日～○○年△月△日 |
| 夫本をはじめ、みんなが面倒見てくれるのがありがたい。これからも家族と過ごしていきたい。近くかかわっていただける地域の方々との交流も続けたい。同じ障害がある方とも友流し、同じ障害との関係性を維持したい。（環境） | 同じ障害を持つ方などと情報交換を行い、お互いに気兼ねなく地域の方々との交流を継続する。 | ○○年○月○日～○○年×月×日 | ①家族やみんなで自分の時間を持ち生活する。②家族会に参加して情報交換する。③地域の方々との交流を続ける。 | ○○年○月○日～○○年×月×日 | ①一人ひとりの健康に注意する、必要時通院する。②高次脳機能障害の家族会や介護者教室をあっせんする。③家族会や介護者教室に計画的に参加する。④地域の集まりや行事に参加する。⑤本人宅に集い、情報交換や茶飲みをする。⑥本人・家族等の相談・助言。 | | ①②③⑤家族・本人 ②③介護支援 ④公民館 ⑤地域活動 ⑥訪問介護 | 母・夫・娘・本人 NPO活動センター ○公民館 伯父・叔父・友人 高原通所介護 浜石センター 地域の人々 | 適宜 1回/週 適宜 適宜 1回/月 | ○○年○月○日～○○年△月△日 |

※1「保険給付対象となるかどうかの区分」について、保険給付対象内サービスについては○印を付す。　※2「当該サービス提供を行う事業所」について記入する。

# Question 18

## そもそも、「生活全般の解決すべき課題」とは何でしょうか？

ううううんとですね。まず、「居宅サービス計画書(2)」の帳票には、「生活全般の解決すべき課題」を記入するところがありますよね？実務研修では、この課題を導く方法を「アセスメント」と称して研修に力を入れておりますが、その成果が出ているとは思えません。しかも、その「生活全般の解決すべき課題」とは何ですか？って聞かれても、単刀直入に答えられる現場の介護支援専門員も研修講師陣も少ないのかも知れません。さて、その「生活全般の解決すべき課題」とは何なのかを考えてみましょう。

> **ポイント** 「利用者」「家族」「介護支援専門員等」の三者協議から生まれてくるもの。

> 知識より疑問ばかり増えていく
> 残念な研修会までの道のり

### ❶「サービス先行」で導かれるものではない

　介護保険制度を利用する、あるいは利用しなければやっていけない多くの利用者さんやご家族は、さまざまな「困りごと」を抱えています。それを「早く解決してほしい」、そのために「何らかのサービスを利用したい」という目的を抱えて相談に来られます。

　たとえば、「ヘルパーを利用したい」「デイサービスへ行かせたい」など。そのような話を聞いた介護支援専門員が、居宅を訪問し、利用者さんやご家族の窮状を目にすると、「ややや、たしかにこれは困っているな」となり、サービ

そもそも、「生活全般の解決すべき課題」とは何でしょうか？ **Q18**

スをとにかく早く利用していただく必要があると考えがち。そこで、ヘルパーを利用するために「掃除や調理などの家事を手伝ってほしい」とか、通所介護等を利用するために「自宅にこもりがちなので他者と交流したい」などの理由を課題に置き換えてしまい、サービス利用に結びつけてしまいがちです。

　これが「御用聞きプラン」（俗称）と呼ばれているものなのです。これでは、このサービスを利用するための理由づけは「生活全般の解決すべき課題」にはなりません。まぁ、ほとんどこれに近いんですが……。

## ❷「その人が望むその人らしい生活」が必ずしも課題とはならない

　いやゆる「御用聞きプラン」から脱却するためには、十分な「課題分析」（アセスメント）を行い、「その人が望む、その人らしい生活」を導くことが重要だといわれるようにはなりました。そのため、介護支援専門員の研修では、アセスメントに重点を置いた研修が展開されている「はず」なのです。

　しかし、その結果、「生活全般の解決すべき課題」欄には、「その人が望む、その人らしい生活」を記入するように指導している方々もいますねぇ、困ったことに。たとえば「家族の声を聴きながら、穏やかな生活を送りたい」など。実はこれ、「生活全般の解決すべき課題」ではなく、課題が解決された到達点、つまり「ゴール」なのですよ。ケアマネは現場を経験しなくてもできる、いや客観的になれるからそのほうがいい、という方もいますが、そういう方はこういう机上のなんとか的分析をしがちです。これではすぐに壁にぶつかってしまいますよ。

## ❸「利用者」「家族」「介護支援専門員等」の三者協議から生まれてくる！

　「理由づけ」や「その人が望む、その人らしい生活」が「生活全般の解決すべき課題」ではないとすれば、じゃあその「生活全般の解決すべき課題」とはなんでしょうか？　それは、先の「その人が望む、その人らしい生活」を妨げている事柄、いわゆる障壁となるものです。この事柄を導くには、

1）利用者さんやご家族の困りごとを明確化（現状把握）し、

2) その困りごとを「どうしたいのか」「どうなりたいか」など、利用者さんおよびご家族の要望を明確にする必要があります。

その上で、

3) 介護支援専門員としての客観的な意見（判断）とすり合わせ、それらを協議していきます。

　その結果、利用者さんおよびご家族の同意を得られたものこそ、「課題」となるわけです。ここで、見落としていけないことは、今、ここで導いた「課題」が利用者さんの「生活全般」を押さえているか、という視点でしょう。
　そこで、参考にするのが、「ICF」（国際生活機能分類）なのです。それは、**心身機能**の課題として「健康状態を維持改善するための課題」。**活動**の課題として「日常生活動作等を維持改善する課題」。**参加**の課題として「社会性や役割を維持改善するための課題」。**環境**の課題として「地域や家族との生活を維持改善する課題」を指します。これらをすべて導き出していくことで、ようやく「生活全般の解決すべき課題」を導ける作業といえるのです。

## とりあえず、Answer

　「その人が望む、その人らしい生活」を妨げている事柄こそ、「生活全般の解決すべき課題」であり、**「ICF」（国際生活機能分類）の各カテゴリーを意識**して押さえていくことで、「生活全般の解決すべき課題」がもれなく抽出できる、というわけです。しかし、このICFの概念を利用することをかたくなにこばむ指導者層が一部に存在しており、これらの概念の導入の「障害」になっております。とはいえ、「教える側」の人間が、自論に議論も批判も許さない。たとえ良い方法でも自分が理解できないものは反対、仲間どおしのなあなあな研修体制では被害者は増え続ける気がするのですが……。

## Question 19

# 「長期目標」と「短期目標」の書き方を知りたいです。

「長期目標」と「短期目標」の書き方ですね！ ということは「利用者の生活全般の解決すべき課題」は抽出できているということ。であれば、あなたが作成したアセスメント用紙には、「長期目標」や「短期目標」が登場しているはず。では、佐藤お得意のダイアローグ事例で案内しましょう。

 ゆくゆくはどうなりたいか、
そのため、すぐにはどうなりたいか。

### 長期あり、短期あり、目標までの不確かな道のり

**❶ 利用者がいだいている「将来像」を把握する**

　みなさんの多くは「課題分析標準項目」に沿って、利用者さんの現状把握に努めているでしょうね。ここで自立ではなく、一部介助や全介助を選択したところは、何らかの要因で、利用者さんが自分で最後まで行えない行為と思われます。でも、利用者さんにすれば、傍からは「できん」と思われる行為であっても、「やれてます。問題でも？」と答えることもあります。できるだけ他者に「弱み」は見せたくないですものね。

　話を深めていくと、「実は……、こうなんだよ」と本音を引き出せたら、信頼関係の「芽」が出ました。もう面談はおおむね成功です。自立度が把握できたら、次の段階です。利用者さんの現状で、1人では思うようにできない、そのような状況で困っていることなどを明らかにしていきます。ちなみに、「困

りごとを明白にする」というのは、利用者さんのプライバシーに肉薄するということ。そこはそれ、専門職。慎重に言葉を選び、問いかけていきましょう。

いよいよ、「困りごと」が明確になってきたら、その「困りごと」を**ゆくゆくはどうしたいのか。どうなりたいのか**（これぞ「長期目標」）。そのような状況にもっていくためには、**すぐにはどうしたいのか。どうなりたいのか**を具体的に話し合います。また、「短期目標」の抽出時に、介護支援専門員には「具体的なサービス内容」が頭に浮かんできます。それを「このようなことができるとよいと思うのですが、いかがでしょう？」と提案していくのも必要ですね。

左手と左足がしびれて、何をしようにもふわふわした感じですか。それじゃ、立ち上がりも移動も大変でしょうね。

そらそうよ。何するにも、すぐに立てないから本当にやんなるわな。

だから、どうにかしたいのですね？

病院じゃリハビリをやらされて、退院後はやらされてないからな。

なるほど、やらされてましたか（笑）。しかし、訓練は再開したいのですね。ところで、訓練でどのくらいまで良くなると考えていらっしゃいますか？

そりゃもう完全復活！ ……は無理。そうだなぁ、うん、□町にさぁ、○×屋っていう本屋があるだろう？ たいした本はねぇけど広い店（笑）。仕事帰りに毎日行ってたんだよね。友達もいるしね、またあのショボい本屋にいけたらなぁ。

ショボいのはともかく、○×屋も、けっこうここらじゃ大きな本屋ですね。そこにお友達がいるのですか？

ああ、幼友達でね、お互い老いぼれ同志（笑）。君、あそこ行ったことあるかい？

ええ、あそこは試験本が多いですが、ひそかに専門書も置かれています。だから私もたまに寄りますね。他の大型書店まで50キロぐらい離れてますからね。スーパー横の本屋ですよね？

「長期目標」と「短期目標」の書き方を知りたいです。 Q19

本屋って、見て回ってるとけっこう歩くんだよな。この状態じゃあ、30キロぐらいしか歩けんて。せめて杖ついて歩けるようにならんと、転んだらハイおしまいになりかねん。

ははぁ、30キロ歩けたら吉田松陰先生ばりの健康人ですよ（笑）。でも、転ばれたら、また入院なんてことになりかねませんから気をつけないと。

あ、薬づけはたくさんだ。入院はもういいし。

……さて、今までのお話をまとめてみると、ゆくゆくは、公共機関を利用して、□町の○×本屋へ行けるようになりたい、でよろしいでしょうか。そのために、訓練を受け、杖歩行の安定をはかること、安全にバスに乗るための練習が必要という感じでよろしいでしょうかね？

いいね！　それができたら、再び『一人前』ってこったしな（笑）。

**課題と目標**

| 課題 | 長期目標 | 短期目標 |
| --- | --- | --- |
| ・再入院せずに生活したい（心身機能）。 | ・再入院することなく在宅生活を継続する。 | ①定期的に受診し健康を維持する。<br>②定期的に入浴して清潔を保つ。 |
| ・日常生活を不自由なく過ごしたい（活動）。 | ・転ぶ心配なく自由に活動する。 | ①転倒することなく過ごす<br>②杖歩行での距離を延ばす。<br>③階段昇降の訓練を受けて、バスに乗れる。 |
| ・○×本屋へ行きたい（参加）。 | ・公共機関を利用して本屋に行く。 | ①ネットを活用して欲しい本を購入する。 |
| ・本屋の主人と世間話をしたい（環境）。 | ・世間話をして情報を交換できる。 | ①回覧板で地域の情報を得る。 |

　もちろん、1つの課題に「長期目標」が2つ登場することもあります。そのような場合には、「短期目標」もまた増えるでしょう。ここで確定した「短期目標」

は、もちろん**利用者さん本人の目標**なんですが、同時に**サービス提供事業所がその期間内に達成することが求められる課題**となります。
　そのため、「短期目標」は自立支援の観点から、日常生活動作能力の維持・向上と、それに伴うやる気や意欲の向上を意識して作成しましょう。ここでは、「杖歩行での距離を延ばす」という目標をあげましたが、これは訓練を受ければ、目に見える形で距離がひゃ〜と伸びていくやもしれず、さらに意欲が向上して3か月後には具体的な数字に表れるようになる！と期待して、介護支援専門員が提案したものなのです。

## とりあえず、**A**nswer

　「**長期目標**」の書き方は、課題の克服ととらえ、課題の「〜したい」に対して、「〜する（できる）」と書きます。「**短期目標**」は、「長期目標」を見据え、サービスを利用後に達成しているであろう姿なので、詳細に記しましょう。複数の「短期目標」を抽出したときには、文頭に「No.」などを付け、識別します。このナンバーはサービス提供事業所に担当部分として振り分ける際にも使えます。
　また、目標設定時の「語尾」の書き方は「〜できるようになる」などのモロ前向きな表現のものが多いですが、これは決意表明などに用いるように「何が何でもやり遂げる」という強い表現でもあります。まぁ利用者さんの計画ですから、「〜する（できる）」くらいの平易な表現で記載すると柔らかくなりますよ。

# Question 20

# 目標の具体的な引き出し方を教えてください！

「利用者さんやご家族とはそれなりに関わったし、情報はなんとなくいっぱい入った。それっぽい課題（問題点）も抽出できちゃったとは思うんです。だから、この情報の中に長期目標や短期目標があるんじゃないのかなと考えております。ど〜すれば、これらの情報から、なんというかその人らしい目標を設定ができるのか教えてください」ですと。ううん、これはかなり重症、いや高度な問題ですねぇ。なぜならば、目標を考えるということは、それなりの課題を抽出しているということになるんでねぇ……。まぁ、違う、サトウ先生にその人らしさを聞いたほうがいいかとも思いますが、案内いたしましょう。

 課題を導き出した過程を「可視化」してみる。

> 「引き出す」も何も、話を聞かない
> 相談援助職には無理な道のり

### ❶ 自社で使用しているアセスメントシートを確認する

　課題（「生活全般の解決すべき課題」）の導き方については、すでに「Q18」（P.82）で案内しています。みなさんはこの方法で「課題を導き出している」とすれば、その中に長期目標や短期目標は隠れているはずです。

【再び、課題を導き出す方法】
1）利用者さんやご家族の困りごとを明確化（現状把握）し、

2) その困りごとを「どうしたいのか」「どうなりたいか」など、利用者さんおよびご家族の要望を明確にする必要があります。

その上で、

3) 介護支援専門員としての客観的な意見（判断）とすり合わせ、それらを協議していきます。

　みなさんの会社（事業所）のアセスメントシートには、これらの内容を明確に記入する（できる）箇所がありますか？　もちろん、国が示した「課題整理総括表」（P.203「Q46」参照）はアセスメント用紙ではありませんので、この項目はありません。逆に東京都が示した「リ・アセスメント支援シート」（P.137「Q31」参照）にはありますね。また、「チェックポイントシート」（P.67「Q15」参照）にもこの項目を記入する欄はあります。
　そこで、ここでは、国が示した方法として、「チェックポイントシート」の使用後、「課題整理総括表」を利用して、見通しを立てます。そして、これらの情報のみを書き出した「課題導き表」を用いて、課題を抽出し、そこから導き出された、長期目標、短期目標を案内しましょう。
　なお、ここで用いている「課題導き表」は、佐藤のオリジナル（笑）です。国や都が推奨しているものではありません。本来はみなさんの頭の中でなされている作業を「可視化」しただけのツールです。そうですよね、篠崎先生！
　たとえば、以下のとおりです。

## ■「課題導き表」を用いて、お互いの言葉を記録し、視覚化する（P.91参照）。ICFの項目（参加についてのみ）

　介護支援専門員は、アセスメントから得た情報を、課題整理総括表（P.203「Q46」参照）にまとめていく段階で、徐々に、どのような手立てが必要なのかを考えるようになります。そして、見通しをICFの視点を用いることで、浮上した手立てが、心身機能・活動・参加・環境というボックスに振り分けられるのです。

**Q20** 目標の具体的な引き出し方を教えてください！

## 「課題導き表」（佐藤オリジナル）の例

| 項目 | 見通し | 本人の困りごと・要望 | 家族の困りごと・要望 | ケアマネの意見 | 生活全般の解決すべき課題 |
|---|---|---|---|---|---|
| 心身機能 | 活動性を増やし、食事のコントロールを行うことで体重減少が期待できる。また、歯科受診を再開することで口腔衛生の維持が可能となる。定期受診を継続し確実に服薬をすることで、自宅での生活が継続できる。本人および家族が障害に対する理解を深めることで関係性が改善できる。 | 動けないので体重が増えて困ります。ダイエットにチャレンジして減量できるといいなあ。また、歯医者に行きたいが、車いすなので行けない。歯医者にかかって歯垢を除去したい。 | 話し始めるとくどくて困る。また、体を動かしにくいようで八つ当たりをされるときがありつらい。こころ穏やかに生活してほしい。 | 再入院しないために健康管理が必要。お互いに障害について理解が必要。提案（ダイエットをするために、外出する。歯垢を除去するために歯科医を受診する） | 再入院をしないように体調には留意したい。できれば、ダイエットにチャレンジして減量できるといい。また、病気についての心配事の相談は継続したい。 |
| 活動 | おおむね自宅内での生活のため、活動性が低下している。外出の機会を増やすことによって生活習慣の改善が図られ、日常生活動作もスムーズにできる可能性がある。また、入浴に関しても、入り方の練習などを行うことで、家族の介護負担の軽減にもつながる可能性が考えられる。 | 自分のできることはしているが、時間がかかり困る。自分の身のまわりのことがうまくできるように体の動かし方を教えてほしい。入浴を手伝ってほしい。教えてもらっても、覚えていられないかもしたことをメモしている。 | トイレなどできるからよいが入浴が負担。体の動かし方について説明しても時間がかかって困るので、つい手を出してしまう。介助方法がわかればねぇ。 | 体の動かし方の訓練が必要。入浴に手立てが必要。提案（機能向上訓練を受けて、できるところを増やす） | 自分で身のまわりのことがこなせるように、その都度体の動かし方やタイミングを教えてもらいたい。また、入浴は恐いので手伝ってほしい。 |
| 参加 | 自室の掃除や洗濯たたみなど、できる範囲の家事活動はしている。調理をしたい気持ちがあるので、車いすでもできる調理教室などに参加することで、できる範囲内での調理が行える可能性がある。また、**趣味活動を再開**することで、自分の役割ができる可能性がある。 | 家事については、自分ができるところはしている。忘れっぽくて困る。**家事活動を再開したい**気持ちはある。特に調理は好きなので、教えてもらいたい。 | 本人があれこれしようとして、手を出すが、中途半端になりやり直しが必要。説明してもすぐに忘れてしまう。また、うまくいかないと**八つ当たりをされて切ない。** | 本人のしたい気持ちを大事にする必要がある。お互いに障害に対しての理解が必要。生活習慣を調整する必要がある。提案（**趣味活動や調理訓練への参加**） | 家にいると母や夫に**八つ当たりをしてしまう。**暖かくなったら、外出の機会を作り、お互いに離れる時間をつくりたい。また、**片麻痺でもできる趣味活動があればしてみたい。**調理訓練があれば参加したい。 |

（次ページに続く）

| 項目 | 見通し | 本人の困りごと・要望 | 家族の困りごと・要望 | ケアマネの意見 | 生活全般の解決すべき課題 |
|---|---|---|---|---|---|
| 環境 | お互いに障害の特性についての理解が足りず、感情的になり、喧嘩になることもある。同じ病気の家族会などに参加して、情報交換を行うことで、障害に対して理解ができ、対応方法の改善を図れる可能性がある。また、相互依存の関係性が強いので個々人がお互いの時間をつくることで、ゆとりのある生活ができる可能性がある。 | 皆が面倒みてくれるのはうれしい。ついつい甘えて自分でも感情をおさえられずに困っている。同じ障害がある人々と交流し、情報交換をしたい。お互い楽にかかわれるようになりたい。 | 依存的になっているのが心配。同じ障害がある人々と交流し、情報交換をしたい。お互い楽にかかわれるようになりたい。 | 現状を維持する必要がある。また、お互いに障害について理解が必要。提案（高次脳機能障害の家族会へ参加し情報を共有する） | 主人をはじめ、皆が面倒をみてくれるのがありがたい。これからもできることを続けて皆と一緒に暮らしたい。また、同じ障害がある人々と交流し、情報交換をしたい。 |

　そして、「自分が、このような見通しを立てましたがいかがでしょうか」と提示し、利用者さんやご家族の困りごと、要望等をじっくりと伺います。そして、なるほど、「こういうことですね」と困りごとや要望を文字化（視覚化）すると、やがてその中に、長期目標が浮上してくるというわけです。まぁ、実際には、相談助言を通しているうちに、お互いが言葉で伝え合っている部分だと思いますが……（言葉は消えてしまいますからねぇ）。

## ■長期目標を一緒に考える

　課題がまとまったら、再度、困りごとや要望に戻ります。よいですか。ここではメモであれ何であれ、記録（記憶）が物を言い始めてきます。それがICFの「参加」については、①「車いすでもできる調理教室などに参加することで、できる範囲内での調理が行える可能性がある」、②「趣味活動を再開することで自分の役割ができる可能性がある」ということです。そこで、介護支援専門員自身が、このようなこともできる可能性があるということを具体的に伝えることで、利用者・家族ははじめて前を向いて考えることができるようになり、「ゆくゆくはこうなればいいな（長期目標）」ということが考えられるというわけです。

### ■「課題導き表」から導き出した目標（参加）
**長期目標：**
　趣味活動を行うことで意欲の向上につながり、八つ当たりせずに生活できる。また家事活動に参加して、主婦の役割を果たせる。

**短期目標：**
① 家事活動の訓練を受けて、自宅で実践できる。
② 趣味活動を広げられる。

## ❷ マイナス要因をプラス要因に変えていく「関わり方」をする

　「課題分析標準項目」を用いて情報を収集していくと、利用者さんの現在の状況を抽出できます。その後、介護支援専門員が、現在の状況で「困っていること（困りごと）」を聞き出すことが重要です。ここで注意が必要なのは、その「困りごと」に対して、無理やり「解決策」を出さないということ。「困りごと」が明確になったら、その状態を「どうしたいのか」「どうなりたいのか」を聞き出すということなのです。

　その上で、介護支援専門員が客観的な意見を伝えます。そこでは、「そのようになりたいのであれば、こうすることも必要である」と考え、ここで初めて「解決策を提案すること」が求められてくるのです。もちろん、それが、本人たちに受け入れられない場合も多々あるかもしれません。

　まぁ、そのときまでの「あなたへの信頼度」が大きく左右してしまうかもしれません（脅しではなく）。その場合、介護支援専門員の提案が「先を見通しすぎている」という可能性もありますね。それは、介護支援が、その、いちおう、専門のはずですからねぇ。つまり、「予防を視野に入れる」のは当然のことなんですが……。

　しかしながら、長期入院後、久しぶりに家に帰ってきた方。また、入院していなくても、元々病みあがりだったり、引きこもり状態だったりで、意欲低下の見られる方などの場合には、「過大な提案」に見えてしまっても仕方がないところ。だからこそ、ここはほら、「傾聴」「共感」「受容」「感情を表出させる」

とかいう、**相談援助技術**が必要なわけですよ、ええ。自分の考えを伝えることは重要ですが、相手（要介護度のある高齢者など）の立場に立った提案をする能力・努力も必要ですよ。

## とりあえず、Answer

　利用者さんの居宅を訪問後、「課題分析標準項目」に基づいて情報を収集し、それを自社で使っている介護系ソフトに入力します。その入力方法が「自立・見守り・一部介助・全介助」などの該当する項目に○印を付けるだけのものだったりする。いやぁ、このような情報収集と整理でですよ、**アセスメントをしたとはゆめゆめいえません**。このような状況の「アセスメントシート」からは、「具体的な目標」なんて出てくるわけがありませんて。

　どうぞ、現状把握だけではなく、利用者さんやご家族の「真の困りごと」を聞きながら、その**大変さや辛さ、悔しさに共感**し、「いや〜、だからこそ、そこから脱却しませんか」と励ましつつ、利用者さんやご家族の気持ちを前向きにし、その人らしい目標をかかげてください。そこが介護支援専門員なのですから。

## Question 21
# 「長期目標」も「短期目標」も同じような文面になってしまいます……。

介護支援専門員研修では、生活全般の解決すべき課題の抽出方法は熱心に教えてくれるが、その先の目標設定の仕方になると具体的に教えてくれない。むしろ、「そのくらいのこと、わかるでしょう？」という、なあなあな講師陣もいます。さりとて、自分の事業所内を見回し、先輩のプランニングを見ても、「金太郎あめ」のような流用系プランだったり……。悲惨な環境のケアマネさんが、どうしたらよいか、その一例を案内しましょう。

 「どうしたいのか」「どうなりたいか」を明確にする。

## 「ケアマネ力」以前に結局は国語力。「似て非なる」文章作成までの道のり

### ❶ 現在の状況を「どうしたいか」「どうなりたいか」を話し合おう

通常、アセスメント時に「課題分析標準項目」に沿って、利用者さんの現在の状態やその置かれている環境状況を把握しますが、これは利用者さんの自立度と必要な手立てを導くために必要なのです。

しかし、「ヘルパーに来てほしい」と言われたから、そういうプランニングをしましたというケアマネさんは問題外としても、初めの段階で利用者さんから、「ヘルパーの利用」「通所介護の利用」という、なんらかの具体性を持った要望が出てきてしまうと、思考回路が停止してしまい、とかくサービス先行型モードになりがちです。でも、これではケアマネモドキでしかありませんよ。

利用者さんの現在の姿や現状での困りごとがあるわけで、それを「どうしたいのか」などを聞かないうちに、サービス導入もないはずです。これでは「そのサービスを使うための計画」となってしまい、「長期目標」も「短期目標」も右にならえの、まずサービス利用ありきの目標となってしまいます。そりゃどちらも同じような内容にならざるを得ないでしょう。これが指導監査などで「アセスメント不足」といわれてしまう一因なのです。

　再度、正しいアセスメント方法を簡潔に述べておきましょう（詳細はP.82「Q18」参照）。「課題分析標準項目」に沿って、現在の状況を把握します。次に、自立ではない部分において、生活で「困っていること（困りごと）」を表出し、その「困りごと」を、「ゆくゆくはどうしたいのか」「すぐにはどうなりたいのか」を引き出します。この「ゆくゆく」が長期目標に、「すぐに」が短期目標に化けるのです。

　このことは、介護支援専門員が、利用者さんたちと語り合う中で意図的に質問しないと出てきませんし、自分では、聞いてるつもりで矢印や記号などで図なんか書いてもなかなかつながってはいきません（だって話を聴いてないんですもん）。たとえば、「移動はどうされています？」「室内は杖歩行で、屋外は押し車です」「食事はどうしています？」「途中までは箸で食べられますが、疲れるから途中からスプーンで食べます」「ところでトイレなどはどうされていますか？」「トイレですか？　それが困っているんですよねぇ。思うように歩けないから、お父さんに手伝ってもらっていますが」「そうですか！」など。このように、アセスメント用紙を埋めていくと、いろいろ情報が入った気にはなりますが、こう淡々と状況把握をしているだけで、「プロフェッショナルとしてのアプローチ」がなされないと、いっこうに何も見えてこないまま、面談が終わってしまったという人がけっこう多いのです（話の端々には見え隠れしているのですが）。

## ❷ より具体的なバーチャル会話例（下線部はそのポイント）

移動はどうされていますか？

はい、室内は杖歩行、屋外は押し車です。

「長期目標」も「短期目標」も同じような文面になってしまいます……。 **Q21**

なるほど。室内は杖で歩けるけど、外は押し車ですか。それで何かご不自由はありませんか？

杖でも歩ければいいけど。ふらふらするから疲れたら座れるし、便利（笑）。

福祉用具をいろいろと工夫されて使っているのですねぇ。ところでお食事はどうなさってますか？

食事？　ええと、途中までは箸、疲れるから途中からスプーンで食べてます。

途中からスプーンですか。なぜ、お疲れになってしまうのでしょうねぇ？

腰や背中が痛くてねぇ。早く横になりたい（笑）。だからかきこむのよ。

……そうでしたか。腰や背中が痛いのですか。どうかされましたか？

いいや、特に何をしたというわけでもないんだけど。横になっているほうが楽だし（笑）。何もすることもないから。

おや、そうですか？　先ほど、こちらに来るときにお庭にお花がきれいに咲いていたから、ああ、手入れをされているんだな、と思ったのですが……。

ああ、あれ！　あのくらいしないと。これでも花好きですから！

そうでしたか（笑）。さてさて、トイレなどはどうされています？

トイレねぇ。いくらめんどうでもどこでもトイレってわけにはいかないから、それはそれは困ってます。なかなか思うように歩けないから。主人に手伝ってもらっていますが。

そうですか。それはいろいろとお辛そうですね。みなさん、トイレは自分で行きたいっておっしゃいますものね。

私だってね。そりゃ……。

ところで、お風呂はどうされていますか？

 足があがらなくて、浴槽に入れないんだよ。だからね。風呂のイスに座って、シャワーをめいっぱい出して洗ってるのよ。まだ、暖かいからいいんだけれど……。

 そうですか。それで、どのようになると良いと思われますか？

 そりゃ浴槽につかれるなら、その方がいいわね。それってヘルパーさんが手伝ってくれるとか……かしら？　でも、その度に人がウチにくるのも……なんだかねぇ。自分で、入れるようにならないかしら？

 そうですよね。それは木村さん次第だとは思いますが……。

 お話を伺って、いま木村さんがいちばんお困りなことは、腰や背中が痛くて、長く起きていられない、1人では、お手洗いまで行くのが大変、お風呂はシャワーで済ましている、などのことと思いました。いかがでしょう？

 そ〜ね。まぁそんなところで、いいんじゃないの。あ、そうそう、それとこのごろ、お花の水やりもちょっと大変なの。昔は品評会にも出したもんなんだけど……。

 そうですか。お花の品評会にも出されていたんですか。そりゃ素晴らしい。さて、どうしましょう？　もうちょっと整理してみましょうか。(1) 腰や背中が痛いために、食事を途中からスプーンで食べている。(2) トイレに行くのに足がふらつくために、ご主人に手伝ってもらっている。(3) 湯船につかれないので、シャワーで済ませている。(4) このごろは花の水やりも大変。品評会にまた出したい。この(1)〜(4)までで「このままでもいい」っていうのはあります？　『お手洗いはご主人が手伝ってくれるからいい』とか。

 それはないから！　本当に1人で行きたいもの……。

 ですよね〜、そう思います。では、いくつか解決策を提案させていただきます。

「長期目標」も「短期目標」も同じような文面になってしまいます……。 Q21

話し合いの結果、長期目標、短期目標は、それぞれ次のようになりました。「短期目標」は、その先にあるサービス内容を見すえて、介護支援専門員が提案しています。もちろん、サービス内容はさまざまなことが考えられます。このようにすることで、個別の目標設定もできてくると思います。

| 長期目標 | 短期目標 | サービス内容 |
|---|---|---|
| 腰や背中の痛みを解消する。 | 痛みを改善する。 | 通院 |
| 1人でトイレに行ける。 | 機能訓練を受け不安なく歩ける。 | 個別機能訓練（通所施設） |
| 家の風呂につかれる。 | 入り方の練習をして体得する。 | 訪問リハビリ |
| 次の品評会に出展する。 | 毎日の世話と必要時に剪定する。 | 地域の人々（含ご主人） |

## とりあえず、Answer

「アセスメント」時には、事実の把握は大切です。でも、**事実だけ**を把握したのでは、解決策はもちろん、そもそも「問題点」がハッキリしませんよね。でも、本質的な困りごとはなかなかたずねにくいもの。そんなときは、まず「相手ががんばっている」ことを認めて、表面（言葉と態度）に出すこと。それによって、かたくなな方でも弱みをだんだん見せてくれるようになってきます。これまた、相談援助の極意でしょう。介護支援専門員の仕事は、いつでも「頭」と「心」の**目には見えない技術**をフルに使う仕事なのです。まずはご自愛ください。

## Question 22
# 「長期目標」と「短期目標」の期間は、どのように設定すればよい？

これもまぁ悩むところではありますよねぇ、はい。現在は手続きの費用対効果が低かったり、時間のロスが多大なこともあり（名目は、事務負担軽減）、要介護認定の期間が延びています。うっかり（？）認定期間に合わせて設定してしまうと、<u>「長期目標」の期間が2年！</u>なんてことにもなりかねません（笑）。さてさて、思想や制度のつぎはぎのこの制度で、どのように考えればよいのか。案内しましょう。

 **目標の期間はそれぞれ本人の気持ちによりそい決めましょう。**

## 「短期目標」から「長期目標」設定までの長い道のり

### ❶ 期間終了時には、「居宅介護支援」の評価もされているのだ！

みなさんが支援されている利用者さんの状態ってさまざまですよね。進行性の病気のために月どころか日々変化してしまう方、支援開始から一定期間がたっても、それほどの変化もなく一定状態の中で落ちついて生活をされている方など、人それぞれです。だから、目標の設定期間もまた、人それぞれになります。

ただし、「長期目標」の期間は、生活全体の解決すべき課題を「いつまでに」「どのレベル」まで解決するのかで期間設定を行うこと、「短期目標」の期間は、「長期目標」の達成に対して、<u>踏むべき段階として設定した達成期限</u>を記載することが記載要領において定められています。また、期間は、<u>開始時期と終了時期を記入</u>することになっており、終了時期が特定できない場合は、開始時期のみ

「長期目標」と「短期目標」の期間は、どのように設定すればよい？ Q22

記載してよいとしています。

　このような期間をなぜ設けているかというと、居宅介護支援は計画的に行われていること、その一方では、期間の終期に「目標の達成が図られているか」という、居宅介護支援の評価を行う機会ともなっていることにもよります。ま、そりゃそうですよねぇ、漠然と長期間にわたって支援を続けることは、介護保険の無駄遣いになりかねませんしね。

## ❷ 利用者の状態の変化があれば、目標設定の期間は変わる

　介護支援専門員が、利用者さんの病状に合わせて短い期間を設定し、関係職種が集まって協議する必要性があると考えた場合は、「短期目標」の期間を1か月、あるいは2か月に設定してもかまいません。

　逆に、現状を維持できて落ち着いているのであれば、3か月でも6か月でもかまわないのです。まぁ、短期で6か月であれば、有効期間は1年以上ということになります。でも、短期で「6か月以上」となっていると、もはや「短期目標」の期間とはいえないのではないか……、と思うのですが。

### (1)「長期目標」を考える

　ここで自分の問題として、この問題を考えてみましょう。まずは、「長期目標」。あなたが、右足大腿骨頸部骨折し、手術を受けて退院したとします。入院したため下肢筋力の低下が見られ、足には痛みもある。うまく歩けないし、排泄の失敗も多くて、「こりゃ切ないわい」と思っているとします。

　この場合の生活全般の解決すべき課題としては、日常生活動作の改善を考えれば、「日常生活動作に自信をもち、行動範囲を広げられる」（活動）となるでしょう。それに対して、長期目標は、「失敗することなく、トイレで用を足せる」となりますね。

　問題はその期間ですが、このような状況になるためには、痛みの軽減や下肢筋力向上の訓練、はたまた失禁を予防する手立てを講じた短期目標でなければなりませんが、それには、達成の期間の設定が必要です。とはいえ、トイレでの失敗が1年も続いたら、利用者さんにとって堪えがたい状況でしょう。ですから、ここでは思い切って、「長期目標」の期間を、「短期目標」の期間の長さに

合わせてもよいと思います。

### (2)「短期目標」を考える

　先の「長期目標」を達成するための、この「短期目標」は、①移動時の痛みを軽減し、トイレまで行ける。②個別機能訓練を受け、下肢筋力を強化する。③失禁予防体操などに参加し、失禁の予防に努める。とでもなるでしょう。

　えっ、なに？　このような目標を思いつかない？　それは困りましたねぇ。利用者さんの困りごとをしっかり引き出していれば、思いつく範囲の内容なんですが。たしかに個別機能訓練や失禁予防体操などは、介護支援専門員からの「こうしてみませんか」という提案でしかないのであり、あなたの周りにこのような社会資源がないと提案できないかもしれません。この提案こそ、「目標の達成を図る」というアプローチになるのです。

　おっと、「短期目標」の期間についてですよね。①移動時の痛みを軽減でき、トイレまで行ける、という「短期目標」の期間が6か月だったら、この場合は、痛みを6か月持ち続けなければいけないということです。これだけの長い期間では、**「じゃ、がんばろう！」という意欲もなかなかわいてこない**かもしれません。また、②個別機能訓練を受けて下肢筋力を強化する。この期間が1か月だとしたら、**相当な過酷な訓練が必要**になるでしょう。これは1か月では到底達成できるとは考えにくい。同様に、③失禁予防体操へ参加して失禁を予防するも、1か月では達成できない内容ですよね。とすると、3か月ぐらいで、まずは設定してみます。

　このように考えていくと、目標期間は、**利用者さんの状況や目標の示す内容によって「（ある程度の幅をもたせて）変わってもいい」**ということに気づかれるでしょう。もし、この目標が「安全に入浴できる」「トイレに行ける」「食事をおいしく食べる」などの、一定期間経過しても「こりゃなんとも評価ができないな〜」となる内容だったりすると、1か月でも3か月でもかまわなくなってしまいかねませんね。

　そのため、効果的な有効期間を設定するために、「短期目標」の設定段階でより具体化し、利用者さんも「これならがんばれるぞ！」と思える提案ができればよいですよね。そのためにもケアマネのみなさま、日頃から「社会資源」を

「長期目標」と「短期目標」の期間は、どのように設定すればよい？

たくさん蓄えておきましょう。まぁリアルに「（社会資源なんて）ないこと」もありますが……。

### ❸ "その時期、その時期"の居宅サービスに求められている機能を意識しよう

平成27年の介護報酬改定に先立って行われた社会保障審議会で、「居宅サービス（インフォーマルも含む）に求められている機能」が明確にされました。それが、ICFの共通言語（概念）の「心身機能の維持・向上」「活動の維持・向上」「参加の促進」「家族の負担の軽減」であるとし、地域でこれらの機能を効果的・効率的に組み合わせて高齢者の生活を支えるとしています。

居宅サービス計画を作成するときに、このICFのなかでもまだ発展段階であるのが**個人因子**の部分です。この部分を他の職種との連携で、利用者さんの状態の維持・向上のために、ケアプランの「長期目標」の設定期間が長くなりつつも、「短期目標」において"臨機応変さ"が求められています。より細かな「取材」が必要になってきています。制度の改変があるたびに、「短期目標」の内容や考え方にも直撃します。ぜひぜひ行政の動きにも十分に気をつけなければいけませんで。

## とりあえず、Answer

「居宅サービス計画」は、**生活全般の解決すべき課題**がメイン。この課題を克服するために作成されるものなのです。何らかのサービスを利用し、この課題が6か月たっても1年たっても何の進展もない、とすれば、それは**計画そのものが適正ではない**のかもしれません。みなさんが作成した計画で、利用者さんの状態が改善されること。これによって、サービス提供が「建設的に」削減できること。このような支援が求められる時代となっています。

もちろん、なかには終末期などの削減できない支援もあります。最後までその人らしく生きる。穏やかな死に向かって暮らす。達成目標を利用者さんと共に描くのも居宅介護支援しか担えない苦しみであり、醍醐味ではないかと思います。

# Question 23

## サービス内容の書き方について知りたいのですが。

「居宅サービス計画」のサービス内容の欄に、何をどのように書いたらよいのかわからない！ その気持ち、よくわかりますよ。施設で働いていた人であればサービスは常設で、施設サービス計画はみんなで作るし。それに比べて、在宅はサービスの組合せ、計画作成も、通常1人で作るし。ホントに居宅サービス計画って、介護支援専門員が**1人で作るのね！**って感じですよね。まずは「佐藤流」かもしれませんが、まぁ案内してみましょう。

 サービス内容の記載漏れがないか。

> いや〜、すみませんがそこんとこお願いしますねぇ〜
> という「サービス内容」を書けるまでの道のり

❶ **生活全般をとらえ、必要なサービス内容はわかりやすく記載する**

「居宅サービス計画書（2）」は、「利用者の生活全般の解決する課題」を明らかにし、その課題を克服するためのサービス内容を導き出すための書式です。介護支援専門員が導き出した課題が、生活全体を網羅していることが重要なポイントです。

それを点検するためには、**ICF（国際生活機能分類）の視点を用いることが有効**です（詳しくはP.74「Q16」参照）。ここでは、利用者の生活全般を「健康状態（心身機能）」「日常生活動作能力（活動）」「役割・社会性（参加）」「家族介護者の負担の軽減と地域との結びつき（環境）」に分類し、これらを維持・向上する

ためのサービス内容を案内しましょう。内容は、利用者さんやご家族に理解していただける言葉を優先して使います。

## ❷ サービス担当者を浮上させるサービス内容の記載方法の一例
### (1) 健康状態を維持向上するために必要なサービス内容とは
**【本人・家族が担当するサービス内容】**

　病院へ同行し、主治医に痛みや体調について報告・相談し、歯科医に歯の痛み具合を相談。皮膚科で足の爪の引っ掛かりを診てもらう。かゆみについても相談。褥そうの処置をしてもらい、感染の予防に努め、家族による服薬管理・服薬介助により、正しく薬を飲み、身体の清潔保持のための支援を行うなど。

**【医師等が担当するサービス内容】**

　主治医による診療。相談・指示、処方箋の記入。薬剤師による薬剤の提供。各専門医（歯科・皮膚科・眼科・耳鼻咽喉科・整形外科など）による診療。相談・指示など。

**【看護師が担当するサービス内容】**

　健康把握。電子血圧計による血圧測定。呼吸・脈拍数の把握。電子体温計による体温測定と数値の記録。異常の早期発見。感染症の予防的処置。服薬管理・介助。療養に関する相談助言。排便チェック。痰の吸引。インスリン注射・点滴の管理。食事介助。水分補給。体調に留意した入浴支援。主治医による指示書に応じた処置（医療行為）など。

**【サービス提供事業所が担当するサービス内容】**

　体調を把握する。異常時には取り決めどおりに報告・連絡・相談、そして確認を行う。電子血圧計による血圧測定。電子体温計による体温測定。数値を記録する。感染予防のための手洗い・うがいを行う。必要に応じてガウンテクニック・マスクや使い捨て手袋を使用。排泄介助時、汚れたところを微温湯で洗い流し、乾いたタオルで拭く。身体の清潔保持に対する支援など。

### (2) 日常生活動作能力を維持・向上するために必要なサービス内容
**【本人・家族が担当するサービス内容】**

　転ばないように注意して歩く。移動時に危険がないように見守る。室内の環

境を整備する。排泄動作のできないところを手伝う。ご飯を食べられるように用具を工夫するなど。

**【主治医等が担当するサービス内容】**
　日常生活動作を維持・向上するために必要な訓練の指示書の提供。相談・指示。食事を食べる機能を評価。自分で食べられるように相談助言を行うなど。

**【セラピストが担当するサービス内容】**
　精神障害者などに対する日常生活動作への相談助言。訓練の提供（作業療法士）。身体障害者に対する日常生活動作への相談助言。訓練の提供（理学療法士）。障害などにより話せなくなった方に対する日常生活動作への相談助言（言語聴覚士）など。

**【サービス提供事業所が担当するサービス内容】**
　詳細な介護および看護計画による介護および看護の提供。入浴・排泄・移動・食事・更衣など、日常生活動作に対する自立支援。本人のしていることやできていることを称賛し、維持・向上できるように励ます。本人に必要な援助の提供時にはプライバシーを守り、差恥心に配慮など。

## (3) 役割・社会性を維持・向上するために必要なサービス内容

**【本人・家族が担当するサービス内容】**
　家族としての役割の提供。決めた役割を行う。「したこと」を認め、感謝する。できないときには寄り添って悔しさに共感し、できるように工夫する。

**【サービス提供事業所が担当するサービス内容（看護師・セラピストを含む）】**
　行うことを説明し、意向を把握。本人の役割の抽出。できない悔しさと、できたときのうれしさに共感する。本人の日々の努力を認め、称賛する。利用者さんからの感謝の言葉を受け止め、感謝の言葉を添える。再会の約束など。

## (4) 家族とのつながりや地域とのつながりを維持向上するためのサービス内容

**【本人が担当するサービス内容】**
　家族を頼りに生活できるように、してほしいことは素直に依頼する。してくれたことに喜び（安堵し）、感謝を伝えるなど。

## Q23 サービス内容の書き方について知りたいのですが。

【家族が担当するサービス内容】
　家族一人ひとりが、自分の健康に留意する。定期的に通院。計画的に休む時間をつくる。地域の人々と本人の関係をとりもつ。近隣者とのお茶のみ会を継続。地域情報を入手し、本人を誘って出かけるなど。

【サービス提供事業所が担当するサービス内容（看護師・セラピストを含む）】
　家族介護者に対する相談助言。日々の出来事を連絡帳で伝える。したこと・できたことを記録。地域の情報を収集し、本人に伝えるなど。

【地域の人々が担当するサービス内容】
　定期的な行事にお誘いする。公民館活動を案内する。定期的に訪問して話をする。地域の情報を共有など。

## とりあえず、Answer

　もちろん、ここに示したのは「ほんの一例」に過ぎません。現場でその利用者さんに接しているみなさんのほうがより良いサービス内容の記述がたくさんあると思いますが、「これが正解」というものはありませんよね。とはいえ、現場では加算に対応すべく、「このように書いてほしい」などと言われるという話も聞きます。最終的には、サービス担当者会議で、サービス提供事業所とサービス内容の記載方法を確認することをお勧めします。

　また、サービス内容はというと「陰部洗浄」「おむつ交換」などの用語で、平気で書き並べる方がいます。居宅サービス計画とは、利用者さんの計画であり、サービス担当者会議で共有されるものなのです。サービス担当者会議には、利用者さんやご家族のみなさんが参加されるのですよ。このような本人さんの羞恥心への配慮に欠けた「専門用語」の乱発は控えましょう（すべてではない）。また、「声かけ」、これも専門用語です。「じゃあ、どういうふうに声かけるの？」と聞かれて答えられなければアウトです。「説明し、同意を得る」「お誘いする」「注意を喚起する」など、具体的に正しく記載するように心がけましょう。

# Question 24

# 家族の意向はどう書けばよいですか?

そうですね。居宅サービス計画書(1)には、「利用者及び家族の生活に対する意向」を記入する欄がありますね。実務研修では、たいがいさらりと流されてしまい、実際、何をどう書けばよいのか、はたまた、家族構成が多い方はどこまで書いてよいものやら悩むところではありますね。ではでは、初歩的な記入方法を案内しましょう。

 **それぞれと関わりを深めつつ意向を導き出す。**

> **家族一人ひとりの意向を
> 導き出すまでの果しなく、遠い道のり**

### ❶ 生活歴から過ごした時間の長さを思いやる

　相談を受け付けた段階では、利用者さんやご家族は、現在の困りごとから早く抜け出したい思いでそこに来ています。ですから、介護支援専門員が相談面接を開始すると、利用者さんからは「家族に迷惑をかけたくないからサービス（ヘルパー）を利用してここで生活したい」。しかるに、ご家族からは「寝てばかりいないで少しは外に出てほしい（デイサービスにでも行ってくれればいいのに）」などなどの訴えをよく聞きます。

　これはまだまだ「混乱期」に話された言葉なのであり、そのとき、そのときの主訴であり、まだまだ意向とはいえませんね。では、意向とはどのようなものをいうのでしょうか。意向の意味は、「その方の、心の向かうところ。このようにしたらどうかという考え」を指しています。つまり、介護支援専門員に

は、利用者さんやその家族との面談を通して、一人ひとりの心が向かっているところ（思い・思わく）を、相談助言を通して、「こうしたいのではないか」という一考察を導き出す。このような関わり方が求められているのです。

## ❷「事例」をもとに、そのやりとりを紹介する

　八坂さん、76歳、女性。1人暮らし。近所に娘夫婦が住み2人の孫がいる。夫婦が共稼ぎのために、孫たち（太郎・花子）は、帰宅後は本人のところで過ごし、夕食後に家に帰るという生活を送ってきた。また、週末には、娘家族が本人のところに来て過ごすのが習慣ともなっている。ただし、3年前頃から、本人が歩行不安定や体の動かしにくさを感じており、病院にて「パーキンソン症候群」と診断されたとのこと。現在は、歩行に時間がかかり、家事も難しい状況。孫の花子さんも成長し、高校に入ると、夕方は本人のところへ顔を出して家事などを手伝っている。また、本人はお茶の師匠をしていたことがあり、現在も家には当時のお弟子さんたちの出入りがみられる。

先ほど八坂さんは、『家族に迷惑をかけたくない』というお話でしたが、現在はどのような生活をされていますか？

……ええ、今は花子が夕方来てくれたり、お弟子さんたちが気にかけてくれて、代わりばんこで総菜などを持って来てくれてるの。でも、花子も大学受験もあるからねぇ。助かる半面、悪いと思って……。

そんなことないわよ。花子はおばあちゃんに恩返しがしたいって思っているのに、悪くなんかないわよ！

娘さんは、ご本人が家にいて、外に行かないと話されていましたが、それはどういうことでしょうか？

そうなんですよ。このごろ横になっている時間が多いんじゃないかと思いまして。実は医者の先生から、本人にすれば少々大変かもしれないけど、体を動かしていないと、ううん、拘縮っていうんですか？　ますます体が動かしにくくなるって言われたのですよ。

私だって、時々お点前の指導をしたりして体を動かしているわよ。

そんなんじゃなくて……。お母さんには、もう少し元気でいてほしいだけよ。

なるほど、そういうことで……。ところで八坂さん、日常生活での困りごとはありませんか？　失礼ですが、お手洗いとかお風呂とかはどうされています？

ええ、このごろは歩くのが大変で、トイレに行くのもやっとって感じ（笑）。お風呂はね、朝のほうが体が動くので、シャワーを浴びているのよ。

お元気そうに見えますけど、実はトイレに行くのもやっとなんですね？

そうね。この病気はどんどん悪くなるらしいから、本当は恐いのよね（涙）。でもねぇ。この子も仕事も続けたいでしょうから、自分ががんばらないと。

今さら仕事も辞められないし。だから、元気でいてほしいのに……。

ということは、八坂さんは、本当は娘さんを頼りにしたいが、娘さんも働いているから、自分ががんばって仕事を支えたいと考えているように見えますけれど？　また、娘さんは、ご本人が元気でなるべく自分のことをしてほしいと思われているということではないでしょうか？　そして、お孫さんの花子さんの件ですが、ご本人と話せたわけではありませんが、話を伺った限りでは、時間のあるときは、八坂さんのところでご飯を作ったり、話をしたいと思っているのではないでしょうかね？　なんせ、八坂さんがお母さん代わりだったようですから（笑）。

そうよね、そのとおりよ。お母さんは私の母であり、花子の母でもあるのよね。だから、リハビリをするなりして、少しでも元気でいてほしいの。私ももう少ししたら、いやでも仕事が少なくなるから、今よりは手伝えると思うし。

そうかい、そうかい。お前さんたちを頼りにしてもいいのかい（涙）。

## 結　果：利用者及び家族の生活に対する意向

【本人】　娘や孫を頼りにして、この家で生活を続けたい。そのために、お点前を継続したり、リハビリをして、少しでも娘の仕事を支えていたい。

## Q24 家族の意向はどう書けばよいですか?

【娘】　母には自分の子供たちの世話をしてもらってきた。また、子供たちも母親以上に頼りにしてきた。少し仕事も楽になることから、母の生活を支援したい。母には元気でいてほしい。
【花子】　おばあちゃんには、本当に世話になった。だから、時間のあるときにここに来て、できる家事を手伝っているだけ。学業もがんばるし、おばあちゃんの役に立ちたい。

　さてさて、すべてがこのようにハッピーな家庭ばかりではありませんが、少しでもハッピーになれるようにお手伝いをして、支えていきたいと思いませんか?

## とりあえず、Answer

　利用者さんやご家族と関わっていると、利用者さんとご家族が長年一緒に暮らしてくると、なかなか**お互いに素直になれない**ところってありますよね。みなさんの支援者にもいらっしゃるでしょう。でも、介護支援専門員は、どちらかの思いや思わくに偏ってはいけないのです。ではどうすればよいか?　それは、相手のネガティブな表現を受け止めつつも、それを**ポジティブな表現**に変え、相手に問い直してみることです。ここでは、介護支援専門員が「ということは……」という形で、その場面で、2人の話をまとめて問い直していますね。ネガティブな感情からは「こうしたい」「こうなりたい」などの意向を導くことはかなり難しいのです。もしかすると親子げんかに発展してしまう場合もありますからねぇ。

　介護支援専門員は、話を聞きながら、今ここで起こっていることに振り回されず、何をどうすれば良くなるのか。自分の頭を随時回転させるのです。そんな技術のことを対人援助技術というのです。そうそう、「利用者及び家族の生活に対する意向」欄は、家族すべての思いを記入するには狭過ぎますよねぇ。優秀な介護支援専門員は、記入できないときには、「その下の枠」まで活用したり、「紙を貼り付け」たりしています。どうかあなたらしい工夫をしてみてください。

# Question 25

## 「総合的な援助の方針」の書き方が知りたいのですが。

さてさて、いよいよ本丸というか、「居宅サービス計画」の作成段階の最大にして、最終工程という感じです。介護支援専門員が利用者とどう関わり、必要なサービスを抽出して、サービス事業所を確定する。すべての人々がその期間をどのように援助していくのかという、いわば決意表明のようなものですね。さてさて、そのようなことをどう記載すればよいかを案内しましょう。

 本人も家族も理解できる、優しい言葉で記載しましょう。

> 言うは易し、書くは難しの
> 「総合的な援助」までの明るい道のり

### ❶ ケアチームとして、「総合的な方針」を記入する

　「居宅サービス計画」とは、サービス担当者会議の席で、サービスを提供する専門家の意見を伺った後に、利用者さんを含め、ケアチームが目指す共通の方針を記載する「決意表明の書」なのです。まずは、「利用者及び家族の生活に対する意向」に対応するために、生活全般の解決すべき課題を克服するために導き出した「長期目標」を総合化したような内容となるように書き出しましょう。

　具体的には、「居宅サービス計画書（2）」を記載後に、この欄を記入することになります。もちろん、これはサービス担当者会議での議題提供となる部分でもあり、最終的にはサービス担当者会議の決定を待ちます。だから、まぁ、言うなればたたき台ということですね。

## ❷ 具体的な記載例 (P.108「Q24」の事例を扱っています)

### 【初回】 居宅サービス計画の総合的な援助の方針

「Q24」のダイアローグのように、ご本人は、娘さんたちの生活を支えるために、幼い頃からお孫さんたちの世話をしてきましたが、病気のために日常生活に支障が出てきました。今後は、娘さんやお孫さんを頼りにしながら、住み慣れた家での生活を送りたいと考えております。また、娘さんは、ご本人にはできるだけ元気で過ごしていただき、一緒の時間を過ごしたいと考えています。

そこで、ご家族を頼りに元気に在宅生活を継続できるように、1) 訪問看護が、主治医と連携をとりながら、病状の安定をはかり、2) 通所リハビリで、体のこわばりを軽減できるように訓練を行い、3) 訪問介護が、身の回りのことが継続できるように援助し、4) お孫さんや娘さんの定期的な支援を受けながら、住み慣れた家での生活が継続できるようにチームケアを行います。

※1) 心身機能、2) 活動、3) 参加 (役割)、4) 環境。

### 【2回目】 1回目の更新、歩行器を導入

この間、さまざまな支援を受けながら、病状も安定しており、訓練を受け、立位も安定されました。また、トイレでの排泄が継続できています。お孫さんも本人の支援を続けながらも、無事に大学に合格されました。ただし、ご本人はこのごろは足がうまく出せないときもあることから、作業療法士からのアドバイスを受けて、今回から歩行器を利用することになりました。

そこで、1) 歩行訓練を受けながら歩行器の使用勝手になれて、2) トイレにも転ばずに通え、3) 引き続き病状の状態把握を行い、4) 娘さんやお孫さんと情報交換ができるように支援します。

※1) 活動、2) 参加 (役割)、3) 心身機能、4) 環境。

### 【3回目】 病状の悪化に伴い、計画の見直しを行う

みなさんの支援を受けながら、トイレ通いを自分の役割とされておりましたが、先日、朝方に転倒し、通院。圧迫骨折とのこと。ご本人は、春に行われるお茶会のことを気にされていますが、当面ベッドサイドでの生活を余儀なくされております。

今後は、1) 痛みと相談しながら、看護師によるベッド上での訓練を受けつつ、2) 訪問介護による定期的な排泄介助や整容の支援を受け、3) 夜間はしばし同

居するという娘さんを頼りに生活を続け、4) お弟子さんたちには、春のお茶会の助言を行いながら、少しでも前の生活が取り戻し、春のお茶会には参加できるようにチームで情報を共有しつつ支援します。

　　※1) 心身機能、2) 活動、3) 環境、4) 参加。

　さてさて、このように具体例では、**総合的な援助の方針は、2部構成**となっていることがわかります。初回の導入部分は、この方の今までのその人らしい生活を案内しながら、今後の意向について記載しており、総合的な援助の方針では、**優先順位の順番**に記載しています。また、2回目の更新時には、1回目のモニタリングの結果を簡潔に記載しつつ、その結果を受けて新たなサービスを導入した経緯を記載しています。
　なお、具体的な援助方法は、生活機能分類でまとめておりますが、ここではみなさんに理解していただけるように No. をつけ、下方に、その No. が生活機能分類の何にあたるかを表記しています。

## とりあえず、Answer

　このように、総合的な援助の方針を意図的に記載し、蓄積することで、この方の状態の変化がわかるじゃないの！と思ったそこのあなた。あなたはよいカンをしていますよ（笑）。そうなんです。「居宅サービス計画」とは、まさにその人の生活を援助しているのであり、**日々変化していくもの**なのです。だから、認定期間が終了したにもかかわらず、2回目以降の「居宅サービス計画」の、「意向」欄も同じ、「総合的な援助の方針」も同じというのは、利用者や家族どころか、サービス提供事業者の意欲の低迷にもつながるヒドいシロモノなのです。
　そんなことが起きないように、2回目以降はモニタリングの結果を踏まえた評価を記載し、引き続き参加者が**お互いにがんばろう**という気持ちになれる。そんな文章をぜひぜひ、みなさん自身の言葉で作成してみてください。

# Question 26

## 「週間サービス計画表」を作成するときの注意点を教えてください。

そうそう、平成24年に「介護支援専門員の資質向上と今後のあり方に関する、調査研究」がスタートし、この中で、ケアプランチェックが行われましたね。このときに「週間サービス計画表（第3表）」には、**介護保険のサービスしか**記入されていないということが問題になりました。特に通院の状況が記載されていないことが問題にもなり、研修の指導者として、その点には考慮して説明をしているのですが……。さてさて、どのように記載すればよいかを案内しましょう。

 「週間サービス計画表」の作成意義を理解しよう。

---

### 「介護支援専門員の資質向上」という実際にやらない人々の幻想につき合う道のり

### ❶ 週間サービス計画表といいつつ、1週間のサービススケジュール表だけではないのだ

　介護支援専門員の中には、「週間サービス計画表」をサービスのスケジュール表ととらえ、利用者さんに拡大コピーして渡している方がいますが、この表は単に**サービススケジュール**だけ載っているわけではありませんよ。利用者さんの支援が利用者さんおよびご家族を含め、チームケアで提供されているわけですから、この表からは各サービス事業者もさまざまな情報を得ることができるのです。

　利用者および家族も含めたサービス提供者が、週間サービス計画表を有効に

活用できるようにするための作成のポイントをぐいぐい押さえていきましょう（記載例はP.119）。

## ❷「週間サービス計画表」作成のポイント
### (1) アセスメントの早い段階で、1日の生活リズムを把握しよう

　「何時に起きるのか？」「洗面や排泄はどうしているのか？」「朝食の準備は誰がしているのか？」「どこで、食事を摂っているのか？」「食事の後片づけはどうしているのか？」「食前・食後の服薬はどうしているのか？」「朝食後は、どのような過ごし方をしているのか？」「新聞を読んでいるか？」「テレビなどはどんな番組を観ているのか？」「天気の良い日や悪い日、あるいは冬場の過ごし方は？」など。

　また、「昼食はどうしているか？」「午後はどのように過ごしているのか？」「その間、排泄はどうしているのか？」や、洗濯・買い物・掃除などについても、テレビや映画に出てくる探偵のごとく、具体的にたずねます。

　そして、夕食です。「誰がつくり、誰と食べて、片づけはどうしているのか？」「入浴はいつどのようにしているのか？」「いつごろ寝るのか？」「夜間はぐっすり休めているのか？」などなど。

　これらの質問は、あんまり矢継ぎ早に行うと、利用者さんはまるで「尋問されたような気分」（実際「そう」なのだが）になる場合もあり、くれぐれも注意が必要です。

### (2) 行っていることを書き込む

　では、ゆるゆると「週間サービス計画表」を作成するポイントを示しましょう。たとえば、登場する人物の役割を色鉛筆などで色分けして、記載していくという手もあります。「本人がしていること」「家族がしていること」のようにです。このときに複数の家族が登場する場合は、各人に色を振り分けます。そうすることで、家族一人ひとりの支援が「可視化」できるわけです。また、毎日繰り返されることであれば、「横に1本の線」を用いて記載します。たとえば、排泄に対する支援や食事に対する支援などです。最後に、その線が示す意味を、「主な日常生活上の活動」欄に記入すれば、ほら！　この欄を埋めることができ

> **Q 26** 「週間サービス計画表」を作成するときの注意点を教えてください。

ましたよ（笑）。

　次は、**曜日によって行っていること**を記載していきます。たとえば、通院や買い物、あるいは、週末の家族による支援などです。ここでも、先ほど使用していない色を使って、掃除・洗濯・買い物など、**分別**できるようであれば記載してみましょう。もちろん、それはご家族が担当しているのであれば、その色も使用して「二重線」でマークしましょう。

　ほらほら、だんだん「その人らしさ」が見えてきましたね（気がするだけ？）。実は、このような関わりから、「課題分析標準項目」だけでは見えてこなかった、本人さんの「していること」や、ご家族が「していること」が視覚的に見えてくるのです。そうすると、意外にも、本人さんやご家族が「自分たちもがんばっているじゃないの！」ということに気づくことができるのです。

　最後に、**週間以外に**「**していること**」を記載します。ここで忘れてはいけないのはまたまた「通院」なのです。これは当然「大事なこと」なのに「まるで目には見えない」かのごとく、スッポリと抜け落ちるのです。「大事なものは目に見えない」というものの、あまりにも見えなさ過ぎ。「いつ」「どこを受診しているのか」。それを記載しましょう。病院などに通われている方は、「居宅サービス計画書（2）」にも、医師を記載することを忘れないようにしましょう。医師も人間、やる気が出てきますよ（どーかなぁ……）。

## (3) サービスを計画表に入れ込む

　さて、ここまで書けたら、次は、いよいよ、「居宅サービス計画書（2）」に導いたサービスを「どこへ入れ込むか」の相談です。自分たちの生活を見つめる中で、この曜日は「これ」があるから無理とか、「ここ」は空いているから「ここ」で来てもらったほうがいいわね、などなど。介護支援専門員が無理に想定しなくても、利用者さんやご家族が積極的に関わってくれる部分でもあります。もちろん、利用者さんが「自分の意向を伝えられない」場合もです。本人を決して無視せず、プラン作成に必ず参加していただいてください。

　このように「週間サービス計画表」は、利用者さんの生活リズムがサービスを入れることでどのように変化していくかが、後々わかるようになっていま

す。また、週単位で提供される「支援内容」を、時間帯や曜日で示すことによって、利用者さんやご家族が「自分たちの生活」を管理して、サービスを優先した日常生活を送れるようになってきます。さらに、サービス事業者どうしが、他のサービスが「週単位」でどのように組み込まれているかを、ひと目で把握することができるので、連携を図るのにも好都合なのです。また、「週間サービス計画表」のいちばん下にある「週単位以外のサービス」を見れば、福祉用具の使用物品や短期入所、および通院状況なども把握することができるのです。

　ご覧のとおり、個人情報が満載ですから、守秘義務は厳重に守られねばいけないわけですね。週間サービス計画表とは、「サービスの全体像」および「中長期的な先を見通したサービス計画」を把握するツールでもあるのですね。

　まぁ、そうはいっても、今ここにあげた内容は、担当である介護支援専門員が、「それなり」の情報を利用者さんやご家族などから「引き出して」こないと、記載できないことだらけです。どうかご自分のコミュニケーションスキルや対人援助技術に磨きをかけてください。スーパー相談援助技術者としての介護支援専門員を目指してください。

## とりあえず、Answer

　研修などで「居宅サービス計画」を持ち寄り、事例検討などを行うと、この「週間サービス計画表」がまだまだサービスしか記載されていないことが多々あり、落ち込んでしまいますね。なぜ、このような現象が起きるのかは定かではありませんが、1つには、介護給付のソフトにサービスのパーツを入れ込むだけで「週間プラン」として落とし込んでしまえる、エセ文明の利器が原因のように思います（もちろん、いちばんの原因は介護支援専門員の勉強不足）。介護支援専門員が利用者さんやご家族から得た情報は、ソフトにひとつひとつ再入力しなければなりませんし、労力や手間を使い果たしていますからねぇ。

　ん？　今はタブレットがあるから、そのようなことはなくなった？　機械の進化と人間の進歩は別な能力ですからね。せっかく得た情報です。しっかりとまずは介護ソフトに入力ぐらいはしておきましょうよ。

「週間サービス計画表」を作成するときの注意点を教えてください。

**Q26**

## 週間サービス計画表

第3表

利用者名　玉前 和子　様

作成年月日　〇〇年 〇月 〇日

| | 月 | 火 | 水 | 木 | 金 | 土 | 日 | 主な日常生活上の活動 |
|---|---|---|---|---|---|---|---|---|
| 深夜 4:00 | | | | | | | | |
| 早朝 6:00 | | | | | | | | 6:30（母）起床 朝食準備<br>7:30 起床・トイレ・着替え |
| 8:00 | | | | | | | | 8:00 皆で食事・母 片づけ<br>（母にぎりTVを見る（報道番組） |
| 午前 10:00 | | | | | | | | （夫）9時から田畑の作業<br>（母）掃除 洗濯・昼食準備 |
| 12:00 | | | | | | | | 12:00 皆で食事・母 片付け<br>ゆるりとすごす |
| 午後 14:00 | | | | | | | | 14:00 昼寝 |
| 16:00 | | 通所介護 | | | 訪問介護 | | | 15:00 お茶のみ（近所の方と）<br>母と洗濯物たたみ・夫 農作業<br>母 買い物（食材等） |
| 18:00 | | | | | | | | 18:30 皆で食事<br>母 調理・本人 居間で過ごす |
| 夜間 20:00 | | | | | | | | 入浴（娘と共に 不規則）<br>TVドラマ鑑賞・着替え |
| 22:00 | | | | | | | | 22:00 入眠 |
| 深夜 0:00 | | | | | | | | |
| 2:00 | | | | | | | | |
| 4:00 | | | | | | | | 3:00位 トイレ利用 |

| 週単位以外のサービス | 内科1回／月 不定期 夫とスーパーへ買い物・外を散歩 春祭り（5月）・収穫祭（10月）に参加 正月初詣（〇神社）<br>福祉用具（特殊寝台・特殊寝台付属品） |
|---|---|

※ ゆとりの生活を可視化した段階ではサービス種別は記入していません。段階をおって完成させています。

ケアプランの作成 ● 第3章

## Question 27

# 「生活機能を向上させるための プランニング」ってどう作る?

平成27（2015）年の介護報酬改正では、やたらとこの「生活機能向上」という言葉が叫ばれました。でも、介護支援専門員にしてみれば、利用者さんからは「ヘルパーさんをお願い!」「通所介護に行きたい!」などの定番要求を言われるばかりで、今さら「生活機能の向上が……」なんて言えないし、どうすればいいのよ?　と言いたくなるのも無理なきこと。では、どのようなことからやればよいのかを案内しましょう。

 本人の「できること」まで取り上げちゃいけない。

[　今までほったらかしておいた「生活機能の向上」
　まての本人さんにとっての砂をかむような道のり　]

❶ 参加と活動を意識したプランニングを行う

　生活機能とは、ICF（国際生活機能分類）で示された、心身機能・活動・参加を指しています。介護支援専門員は、この心身機能・活動・参加とは、それぞれが何を指しているのかを知っておく必要があるでしょう（詳細はP.74「Q16」参照のこと）。ここでは、自立支援に焦点を当てて案内しましょう。

　それは、活動（日常生活動作の維持）と参加（役割の提供・社会性の維持）を意識することから始まります。たとえば以前は、「自宅で入浴ができない」のであれば、「通所介護に行って入浴すればよい」という考え方が主流でした。また、「掃除、洗濯、調理ができない」のであれば、「ヘルパーさんを派遣してやってもらえばよい」という考えがふつうでしたし、今でもままあります（笑えな

## Q27 「生活機能を向上させるためのプランニング」ってどう作る？

い）。でも、それだけが本当に「正解」なのでしょうか？　我々が何気なくしていることですが、入浴という行為には、①風呂を掃除する。②水を張る。③風呂のスイッチを入れて湯を沸かす。④着替えを用意する。⑤トイレにより用をたす。⑥脱衣室で服を脱ぐ。⑦風呂に入る。⑧体や頭を洗い入湯する。⑨風呂から出て体を拭く。⑩服を着る。⑪髪を乾かし整容する。などなどの行為が必要ですよね。さらに、「①風呂を掃除する」という行為には、洗剤をブラシなどに付けて風呂を洗い、水道の蛇口をひねりシャワーを出すなどなど。さまざまな手順があるわけなんですよ、これ。掃除は最新のロボットでもなかなか難儀な作業なのです。

　だからこそ、本来は介護支援専門員がアセスメント時に、**この詳細な行為に含まれるさまざまな手順**の「どこが」「どのように」「なぜ、できないのか」という、細部まで深く掘り下げて分析していることが求められて「いた」のです（笑）。しかし、それができていない。これらの手順は、健康な人であれば、すべての日常生活において、自分でできていることではありますが、意識しないとそのことに気づかないまま。ましてや、「入浴できない」→「入浴する」というだけでは、「清潔を維持する観点」からのみ出た発想であり、**心身機能**の維持だけに目が行ってしまっている証拠ですよ。

　一方、入浴を**活動**（日常生活動作）の維持・向上の視点からも考えると、そこには「入浴訓練の提供」という発想が必要になります。同様に、掃除や洗濯、調理なども、ヘルパーが入らないときに**本人がしている行為**があれば、そこには、代行でする掃除、洗濯、調理という考え方は「**なし**」です。このような経過をたどりつつ、平成27年の介護報酬改定では、通所リハビリや訪問リハビリ、通所介護などで、この「生活行為向上訓練」の必要性が求められ、それまでの**個別機能訓練加算**の算定要件が強化されましたね。

　これは、どういうことなのか。自分のことも思うようにできなくなり、自宅にこもりがちな方を、再度、「居宅サービス計画」や「介護予防・支援サービス計画」を利用して介護予防に取り組むことで、介護給付の抑制につなげたいということ。また、その方に、地域の中で**その人らしい**生活を継続していただきたいという考えから来ています。そこで、介護支援専門員は、その方が「したい」と思っていること、「やりたい」と思っていることを引き出し、それを**最終**

的な目標と定め、現実的な問題に焦点をあてつつ、改善策を一緒に考えていくことが求められているのです。

　しかし、これってけっこう、いや、かなり面倒なことなんです。そこで、国は「介護サービス計画」のプランニング時のアセスメントツールとして、一般社団法人日本作業療法士協会が作成した興味・関心チェックシート（P.124参照）を示しています。このチェックシートでは、「生活行為」を項目にあげ、「していること」「してみたいこと」「興味があること」という選択肢をあげて、担当者が本人と相談しながら、該当箇所にチェックをしていく書式になっています。これはアセスメントツールでありながら、また面談を深めるためのツールともなっているのです。

### ❷ 生活機能を向上するには「できること」「していること」を奪わない

　さてさて、この「していること」「してみたいこと」「興味があること」の考え方についてですが、これはプランニングの視点から考えると、「興味があること」＝課題、「してみたいこと」＝長期目標、「していること」（維持）＝短期目標、となるかもしれません。このたび示された「生活機能向上訓練」により、この考え方が浸透しはじめ、通所介護などの職員の意識に変化の兆しが見られてきました。

　以前は、利用者さんが送迎バスから降りたら荷物を預かり、転ばないように見守っていたのが、「生活機能向上」の観点から、本人で荷物をもつ力があるのであれば荷物を持っていただく。あるいは食事のときに、自分の食事の配下膳をしていただくなど。このような支援を意識して行っています。

　これらは一見、介護職員が意地悪でもしているかのように見えるかもしれませんが、実は、それができる方は家でもされている方なのです。もちろん、できない人にやっていただこうとするのは、「ただの意地悪」になりかねません。それを「自立支援」と勘違いしている介護の三流プロも「しばしば」いらして、現場経験者としては情けなくなります。

　まぁ、「自分の荷物を自分でもつ」という行為は、近所に出かけて、自分が買ったものを持つ訓練にもつながります。食事の配下膳は、家での台所からテーブルまでは運んだり、片づけたりしている能力を維持することにもつながってい

「生活機能を向上させるためのプランニング」ってどう作る？ **Q27**

ます。このように、各サービス事業者で、利用者さんの「生活機能向上」に向けた取り組みをしているのに、「居宅サービス計画書」のサービス内容が「送迎・入浴・食事の提供。移動の見守り。訓練の提供」だけでは、おかしい。おかしいと思わないならそれこそ大変。まだまだ未熟なサービス事業者は、その行為を「提供」すればよいと考えがちです。

　では、「具体的なサービス内容」はどうすればいいの？と考えたあなた、別の項目（P.104「Q23」参照）をご参照くださいませ。

## とりあえず、Answer

　みなさんが作成している「居宅サービス計画」は、利用者さんのできないことを補うだけの計画ではありません。「居宅サービス計画」は**現状を維持しつつ、できることを増やしていく**、そのために作成されるものなのです。もう、いい加減に利用者さんのできないところを増やすような、「何か商品をあてがう（？）」というプランニングから脱却し、利用者さんの「していること」や「できること」を利用者さん自身が継続できる。そんなプランニングを行うことが、自然と「生活機能向上」につながるのではないかと考えます。**利用者さんのもっている力**と、**サービス事業者の支える力**を効果的に結びつけようではありませんか。とはいえ、利用者さんのほうにもそういう意識改革が必要でもあり、難しいのが現状でもあります。

ケアプランの作成　第3章

## 興味・関心チェックシート

氏名：＿＿＿＿＿＿＿　年齢：＿＿歳　性別（男・女）　記入日：H＿年＿月＿日

　表の生活行為について、現在しているものには「している」の列に、現在していないがしてみたいものには「してみたい」の列に、する・しない、できる・できないにかわらず、興味があるものには「興味がある」の列に○を付けてください。どれにも該当しないものは「している」の列に×を付けてください。リスト以外の生活行為に思いあたるものがあれば，空欄を利用して記載ください。

| 生活行為 | している | してみたい | 興味がある | 生活行為 | している | してみたい | 興味がある |
|---|---|---|---|---|---|---|---|
| 自分でトイレへ行く | | | | 生涯学習・歴史 | | | |
| 一人でお風呂に入る | | | | 読書 | | | |
| 自分で服を着る | | | | 俳句 | | | |
| 自分で食べる | | | | 書道・習字 | | | |
| 歯磨きをする | | | | 絵を描く・絵手紙 | | | |
| 身だしなみを整える | | | | パソコン・ワープロ | | | |
| 好きなときに眠る | | | | 写真 | | | |
| 掃除・整理整頓 | | | | 映画・観劇・演奏会 | | | |
| 料理を作る | | | | お茶・お花 | | | |
| 買い物 | | | | 歌を歌う・カラオケ | | | |
| 家や庭の手入れ・世話 | | | | 音楽を聴く・楽器演奏 | | | |
| 洗濯・洗濯物たたみ | | | | 将棋・囲碁・ゲーム | | | |
| 自転車・車の運転 | | | | 体操・運動 | | | |
| 電車・バスでの外出 | | | | 散歩 | | | |
| 孫・子供の世話 | | | | ゴルフ・グランドゴルフ・水泳・テニスなどのスポーツ | | | |
| 動物の世話 | | | | ダンス・踊り | | | |
| 友達とおしゃべり・遊ぶ | | | | 野球・相撲観戦 | | | |
| 家族・親戚との団らん | | | | 競馬・競輪・競艇・パチンコ | | | |
| デート・異性との交流 | | | | 編み物 | | | |
| 居酒屋に行く | | | | 針仕事 | | | |
| ボランティア | | | | 畑仕事 | | | |
| 地域活動（町内会・老人クラブ） | | | | 賃金を伴う仕事 | | | |
| お参り・宗教活動 | | | | 旅行・温泉 | | | |
| | | | | | | | |
| | | | | 生活行為向上マネジメント | | | |

本シートの著作権（著作人格権、著作財産権）は一般社団法人日本作業療法士協会に帰属しており、本シートの全部又は一部の無断使用、複写・複製、転載、記録媒体への入力、内容の変更等は著作権法上の例外を除いて禁じます。

# Question 28

## 「生活行為の向上」って、ううん、何でしょうか？

キター！ 平成27年の介護報酬改定から、巷ではこの「生活行為」という言葉をよく聞くようになりました。でも、いったい、生活行為って何のことか？ 他で聞く「生活機能」とどこがどのように違うのか、わかんないよ！という方は必見です。介護支援専門員がよく使用している言葉に置き換えながら案内しましょう。

 人が生きていく上で営まれる生活全般の行為である。

> ケアマネになれなんて、言ってくれるじゃないのと思うまでの道のり

❶「日常生活動作」と「手段的日常生活動作」とは何か？（おさらい）

　「日常生活動作」とは、ADL（Activities of Daily Living）の訳語です。これは日常生活を営む上で必要不可欠な動作で、「基本的日常生活動作」（BADL：Basic Activity of Daily Living）ともいわれています。つまり我々が常日頃、意識もせずに普通に行っている行為や行動のことを指しています。具体的には、移動、食事や排泄、入浴、整容などの基本的な行動です。

　この「基本的日常生活動作」よりやや高度な、電話の使い方、買い物、家事、移動、外出、服薬の管理、金銭の管理など、高次の動作を「手段的日常生活動作」（IADL：Instrumental Activity of Daily Living）といいます。介護支援専門員の基本資格はいろいろですが、これらの用語を知らない基本資格はいないはず。生活行為とは、介護支援専門員ならば誰もが知っているはずの「基本的日常生

活動作」と「手段的日常生活動作」を基本に、さらに「映画を観に行く」「好きな趣味をやる」「仕事をする」「酒を飲む」「カラオケに行く」など。**人が生きていく上で営まれる、365日24時間連続する生活全般の行為**を指しているのです。

## ❷ 日常生活動作と手段的日常生活動作を維持すること。向上させること

　「ADL」と「IADL」は、我々は、今までの成長段階で、他者に教えられたり、自分で学ぶなどして「(自分で)できるようになった部分」です。

　みなさんが支援している利用者さんも、このような過程を経て、すでに身につけているものです。加齢に伴って、できなくなったこと、しなくなってしまったこと。あるいは、疾病によってできなくなったこと、する方法がわからなくなったこと、もあるでしょう。

　そこで介護支援専門員は、利用者さんの、「できなくなったこと」や、「しなくなったこと」についての情報を集め、**アセスメント**(課題分析)を行い、そこから**生活全般の解決すべき課題**を抽出して、では「それをどのような状態に引き上げていく」のかを**長期目標**として定め、さらに、「すぐにはどのような状態にする」のかを**短期目標**として定めている「はず」ですよね。次に、**短期目標**を達成できるように**具体的な**サービス内容と、それを担当するにふさわしい**サービス種別**を選抜している「はず」と思います。

　では、お手元にある「居宅サービス計画」を出して確認してください。そこには、「排泄動作を自分でできるようになる目標」はあげられていますか？　「入浴動作を自分でできるようになる目標」はあげられていますか？　また、「食事に関する一連の動作を自分でできるようになる目標」はあげられていますか？　重ねて、「掃除・洗濯・調理」といわれる、家事に関する動作が自分でできるようになる「目標」はあげられていますか？

　うん？　**課題**が「トイレに行きたい」。**長期目標**が「トイレに行けるようになる」。**短期目標**が「清潔を維持できる」。**サービス内容**が「排泄介助」ですかぁ？

　こちらさまは、なになに？　**課題**が「入浴したい」。**長期目標**が「入浴できる」。**短期目標**が「風呂に入ってさっぱりできる」。**サービス内容**が「入浴介助」ですかぁ……。なんだか、こちらが何日も風呂に入らないくらいすっきりしないもの

ばかりですね。

これでは、利用者さんのできないことを「代替品」で補っているだけで、ち〜っとも「自立支援」じゃありませんね。ましてや、このような計画を「特に軽度者（要介護1〜2）」に作成しているとしたら、それは利用者さんが「自分でしていること」までも、ただ取り上げてしまっている可能性もありますね。その計画で大丈夫ですか？

さて、利用者さんの自立を支援するために必要な視点とは何でしょう？　利用者さんのできないところを補う「代替品」を提供するだけではなく、利用者さんが現在、「何気なくしていること」を認めつつ、「誰かの手助けを得ればできること」を提案し、そのできることがやがては（6か月・1年（一定期間）後には）、利用者さんが「何気なくしていること」につなげることだと思いますが、いかがでしょうね？

**生活行為向上を意識して作成した計画例（一部分のみ）**

| 課題 | 長期目標 | 短期目標 | サービス内容 | サービス種別 |
|---|---|---|---|---|
| むかし得意だった和食を作って、夫においしいと言われたい。<br>（参加） | 調理を行えるようになる。 | 調理訓練を行い、できる範囲を増やす。 | ①調理訓練に参加する（専門家による、生活行為向上マネジメントの実施）。<br>②家でも練習してみる。 | ①通所リハビリ（通所介護）<br>②訪問介護 |
| 他者の手を借りず、自分で身の回りのことがこなせるようになりたい。<br>（活動） | 自分で身の回りのことができる。 | お風呂の入り方やトイレでの動作方法を獲得する。 | ①下肢筋力の向上（個別機能訓練の実施）、個浴の練習。<br>②専門家の指導を受けつつ、自宅の浴室でも練習を行う。 | ①通所リハビリ（通所介護）<br>②訪問介護 |

「居宅サービス計画」に記載する「生活行為向上訓練」や「個別機能訓練」の詳細については、理学療法士をはじめ、それぞれの訓練に関わる専門職に「どのように書けばよいか」を伺いましょう。きっと丁寧に教えてくれると思います。

総合的な判断はあなた（介護支援専門員）が、専門的判断は個々の専門職からのアドバイスを基本として、あなたが行います。連携はそこからもう始まっているのです。

### ADLとIADL

| | |
|---|---|
| ADL | ADL（Activities of Daily Living）は日常生活動作といわれ、食事、更衣、移動、排泄、整容、入浴など、生活を営む上で不可欠な基本的行動を指しています。また、BADL（Basic Activity of Daily Living：日常生活活動）ともいわれます。なお、日常生活活動（動作）と書いて、Activities of Daily Livingの訳語として、その文脈に合わせて「日常生活活動」と「日常生活動作」を使い分けることも行われています。 |
| IADL | IADL（Instrumental Activities of Daily Living）は手段的日常生活動作といわれ、電話の使い方、家事、移動、外出、服薬の管理、金銭の管理など、日常生活動作（ADL：Activity of Daily Living）ではとらえられない高次の生活機能の水準を指しています。 |

この両者に登場する「Activities」は「活動」という意味です。本来は、「動作」は「活動」と訳されていれば、ICFの「活動」という言葉も抵抗なく導入されていたのかもしれませんね。
ADLが日常生活活動で、IADLが手段的日常生活活動と考えたとき、利用者さんはIADLをこなすことが大変な方々ですよね。しかし、体は動かすことは難しくても、言葉で「こうしてほしい」と援助者に依頼することはできますよね。そこで、介護支援専門員は、この方の存在に着目して、他者に依頼することを「本人の役割」として抽出することです。役割はICF分類では「参加」となります。もちろん、利用者らしい活動や参加が成り立つ前提には、この方の心身機能が大きく左右するわけです。

## とりあえず、Answer

　さてさて、生活行為の向上についての考え方はわかりましたか？　では、生活機能との違いは？　実は、「心身機能・活動・参加」とは、**生活機能**の概念（同類のものに対していだく意味）を指し、**心身機能**（健康状態）に問題がなく、**活動**（日常生活動作や手段的日常生活動作）や、**参加**（役割や社会性の維持）にも問題のない人は、生活行為にも問題はないということになるのですね（理論上だが）。もう、「ご老人だから、何でもしてあげなくちゃ！」とはまだまだ考えないで、そろそろ代替サービスから脱却した「真の自立」（自律）を目指した計画作成をしましょうよ。

# Question 29

# 「暫定プラン」から「本プラン」への決定。サービス担当者会議が必要?

「暫定プラン」(ケアプラン)を作成しているということは、要介護認定がまだおりていなかった利用者さんですね。プラン対象者が継続的に支援している方ならば、状況もある程度わかるわけで計画も立てやすいハズ。しかし、<u>新規の方</u>となれば、サービスの提供方法の説明やら、サービス事業所の調整やらなどで、さぞかし大変だったことと思います。そのへんからおさえてご案内していきましょう。

**ポイント** 「見え消し修正」で直し、支援経過記録は欠かさない。

> 「本プラン」(ケアプラン) 決定までの
> 熱く、やや不安な道のり

❶「暫定プラン」でも、「指定基準」(指定居宅介護支援等の事業の人員および運営に関する基準)に沿って作成されていることが条件

　新規でも更新でも、要介護認定がおりていない場合には、「暫定プラン」の作成が求められます。また、認定結果が<u>要介護認定</u>になるか<u>要支援認定</u>になるかわからないようなスリリングな状態の利用者さんの場合は、居宅介護支援事業所と地域包括支援センターとが「連携」を取りながら、「暫定プラン」を作成することになっていますからこちらは注意が必要ですね。

　「まったくどうなるか想像もできない」というほどでもないのですが、やはり認定がおりてくる前は、(ボーダーラインの状態ならばプランの予算オーバー

などが)不安材料です。しかし、とりあえずの情報から無難な「暫定プラン」を作成し、認定がおりた時点で「本プラン」に移行します。

「暫定プラン」は、通常通りのアセスメントを行い、「生活全体の解決すべき課題(ニーズ)」を抽出し、「長期目標」「短期目標」「サービス内容」「サービス種別」の各内容に落とし込み、サービス提供事業所を選別し、サービス担当者会議を開催後、ようやくスタートします。

さて、ここまでのルートは「当たり前」と思っている方は多いでしょう。でなきゃ困ります。そうであればOK! もちろん、この間の「支援経過記録」はしっかり残しておりますよね? 「記憶」よりも「記録」に残さないと。まずは一緒に確認していきましょう。

1)「相談受付記録」はありますか。そのときに「介護保険制度について説明したこと」を記録していますか。介護保険被保険者証を確認し、「現在、要介護認定申請中であること」を記録しましたか。
2)「初回面接の記録」はありますか。事前面接のものでもかまいませんが、「利用者さんの居宅介護支援事業所の選択に資する援助(パンフレットや重要事項の説明)を行い、契約を締結した」という記録はありますか。
3) 利用者さんの状態によっては、要支援認定を受ける可能性があることも説明し、さらに地域包括支援センターにも相談する必要があることを伝え、本人・ご家族の了承を得て、「地域包括支援センターへ相談した」という記録を残していますか。
4) 利用者さんなどに「居宅介護支援のサービスの提供方法について説明した」という記録はありますか。
5)「利用者さんの居宅を訪問し、アセスメントを行い、『暫定プラン』を作成した」という記録はありますか。
6) サービス提供事業所を案内したり、「利用者のサービス事業所の選択に資する援助をした」という記録はありますか。
7)「サービス担当者会議の日程調整をした」という記録はありますか。同時に、「『暫定プラン』を配布し、サービス担当者会議で検討する内容を案内した上、専門家に意見をまとめていただくように依頼した」という記録はあり

ますか。
8)「サービス担当者会議を開催した」という記録と、「サービス担当者会議の要点記録を作成した」という記録はありますか。
9)「初回のサービス提供後に利用者の生活に及ぼす影響を考慮し、サービス利用状況の把握をした」という記録はありますか。

　などなど。ハッキリ言って「めんどくさい」です。でも、あなたがこの間に提供した「相談助言」「説明」「調整」などについて詳細な記録を残しておきましょう。これらの記録がやがて「本プラン」に移行したとき、また、何か「想定外」の出来事が起きたとき、あなたをもろもろのトラブルから守ってくれる頼れるツールにもなってくれるでしょう。

## ❷「暫定プラン」の修正は「見え消し」で行う

　本来は、認定結果が出たときにも、「本プラン」作成の一連の行為は必要なのですが、市町村の裁量によって取り扱いが違うようです。いろいろ調べてみましたが、多くの場合、認定後は、「想定していた介護度と認定結果が同じだった場合」は、先の「暫定プラン」の作成時に一連の業務を行っていることから、改めて一連の業務はしなくてもよいとなっています。

　ただし、すでに必要事項を記入済みであり、修正が必要な場合には、「見え消しで修正」（1本取り消し線を引き、その上方部に書き直す）などのやり方で、「暫定プラン」がそのまま「本プラン」に移行したことがわかるようにしておく、ということでよいようですね。さらに、修正した箇所などについては、利用者さんなどにも説明し、同意を得てから行い、それも記録しておくことが重要です。

　一方、「想定していた介護度と認定結果が異なった場合」には、「暫定プラン」作成時に一連の業務を行っていたとしても、改めて一連の業務を行って、その上で「本プラン」を作成します。これは、要介護度によって、利用料金などが変化する場合（使えるサービスも変わるなど）が考えられ、サービス担当者会議を行う必要性があることから、その点は理解できますね。

　逆に、地域包括支援センターで「要支援」の「暫定プラン」を作成後、認定結果が「要介護」となった場合はどうでしょうか。「暫定プラン」作成時にあらか

じめ地域包括支援センターが居宅介護支援事業所と「連携」を取っていて、それにかかる記録などを認定後速やかに居宅介護支援事業所に引き継いだ場合には、引き継ぎを受けた居宅介護支援事業所が一連の業務を行ったものとみなされるため、サービス担当者会議は必要ないとされます。しかし、このルールの判断は、まさに、その地域、その集団によって異なります。やはり、保険者に確認、確認、確認が必要ですねぇ。

## とりあえず、Answer

　もともと「自分が関わっていた利用者さん」の場合は、要介護認定が遅れていても、今までの関わりから、要介護認定の結果はある程度、予測しやすいですよね、ふつう。
　一方、「新規の利用者さん」の場合には、介護保険制度も理解しないまま、要介護申請を行うや否や、サービス利用の相談にやってくることも想定されます。このような場合には、利用者さんやご家族も、とにかく現状からの脱却を望んでいます（つまり困っている！）。だから、サービス提供をとにかく、は・や・く、早くしてほしい！と依頼してくるだろうと思います。
　このようなときこそ、援助関係の構築が重要と心得て、利用者さんなどの意向や要望に振り回されてはいけません。まずは、相手の立場に立ちつつ、相談・助言を行い「居宅サービス計画」（ケアプラン、本プラン）の作成手順を説明し、同意を得たのち、自分を頼りにしていただきつつ、「暫定プラン」の作成に入りましょう。

## Question 30

# 「居宅サービス計画」と「給付管理」とは、どうつながっている?

なるほど、「居宅サービス計画」(ケアプラン)と「給付管理」のつながりですねぇ~。一見、関係性がないように見える代物ですが、**実は強い絆**で結ばれているのです(なんてね)。この仕組みを正しく理解していないと、自分が働く事業所のみならず、**サービス事業者にも迷惑**をかけることになるから、よくよく理解を深めておいてください。まずは案内といきましょう。

 サービス利用票と利用票別表の「絆」を理解する。

> 「存在」のわからない「絆」を理解するまでの
> ネバーエンディングな道のり

### ❶ サービス利用料の「明細書」と「請求書」の関係

　個別の利用者さんごとに作成される「居宅サービス計画」では、「週間サービス計画表」(第3表)が作成されます。「週間サービス計画表」には、「何曜日に、どのサービス提供がなされるか」が表記されています。

　各事業所にある**給付管理ソフト**では、これに基づき、利用者ごとに毎月の「サービス利用票(兼居宅サービス計画)」(第6表)と「サービス利用票別表」(第7表)を作成します。サービス利用票は月ごとのカレンダー様式になっており、利用者さんに「いつ、サービス提供がなされるのか」という予定がわかるようになっています。ただし、カレンダー形式になっているとはいえ、A4版ですからねぇ。利用者さんには(老いた介護支援専門員はことさら)見えにくい。

そこで、見て、理解していただくためにも、「拡大コピー」をしたほうが親切というか、安全だと思いますね。「読む」か「読まない」かはともかく、「読めない」のでは話になりませんから。

「サービス利用票別表」（第7表）の詳細はかなり複雑。**利用者さんに説明するのは超大変！**だと思います。

はじめに、利用者さんに説明する場合には、まずは単位と円の違いについて説明します。介護保険では、介護サービスにかかる費用（介護報酬）や支給限度額は、全国一律で決められていますが、住んでいる地域によって、物価や人件費に違いがあるため、介護報酬や支給限度額は"円"ではなく"単位"として表示しているのです。

1単位あたりは10円換算するのが基本ですが、**地域や利用するサービスによってこれが異なる**んです。また、介護報酬は、基本単価はありますが事業所加算や減算により、単価も推移します。現在では、介護給付ソフトでサービスコードにて単価を示す仕組みとなっており、あらかたそれらを利用するほうが楽です（笑）。まぁ、PC（エクセルや関数）が得意な方ならばやれますが。なにしろ、利用者さんの負担額も1割、2割の方、そして加算などでは、とてもじゃないが、1つひとつを計算することは困難ですねぇ（佐藤だけ？）。

介護支援専門員に求められることは、給付管理のソフトに入力する内容（データ）を間違えないこと。毎月作成する「サービス利用票」「サービス利用表別表」を正しく早めに作成し、それに連動するサービス提供票とサービス提供票別表を各サービス事業所に提示し、給付管理内容に齟齬がないかを細々とチェックしてもらい、確認しておく必要があります。

### ❷「実績報告書」を確認し、利用単位数の不一致がないかを確認する

各居宅サービス事業者は毎月、「サービス提供票」に基づいてサービス提供を行い、サービスの実績をサービス提供表の実績欄に「1」と記入します。そして、その月のサービス提供をすべて終了したときに、実績を記した「サービス提供票および別表」を介護支援専門員へ送付してきます（これを実績報告という）。介護支援専門員は、そこに記されている実績を、控えとして保管していた「サービス利用票（控）」に転記、サービスの予定と提供票の実績に違いがな

「居宅サービス計画」と「給付管理」とは、どうつながっている？ **Q30**

いかを確認します。もし、実績に違いがある場合には、サービス事業者や利用者さんにその違いの原因を伺い、明らかに利用者都合で変更があったことを把握しましょう（支援経過に記録する）。もちろん、月途中で変更があった場合には、サービス事業者から連絡が入り、そのことを記録に残しているとは思いますが。

### ❸ 「給付管理票」の作成と国民健康保険団体連合会（以下、国保連）への送付

　さて、先の「サービス利用票（控）」が完成したら、その内容を「給付管理票」に転記します。この給付管理票は、**毎月10日までに国保連に送付すること!!!** が義務づけられています。このときに、居宅介護支援にかかる費用の請求書（「居宅介護給付費請求書」）を作り、合わせて送付します。

　ちなみに、この国保連には、各サービス事業者からも同様に「介護給付費の請求書」と「明細書」が届けられます。国保連では、このサービス事業者からの明細書と、介護支援専門員から届く「給付管理票」を確認します。そして、両方が同じ内容（金額）と確認されたら、各サービス事業者に給付費が支払われるのです。ここまで来て、もし両者の報告に違い（間違い）があったりすると、「その内容に不備があり！」とされ、給付にはならず！となって、各サービス提供事業所に迷惑をかけてしまうことになるのですよ。

### ❹ 「返戻」とならないようにするためには

　このような原因での「返戻（へんれい）」は、サービス提供者と介護支援専門員との間で「その時々の変更がその日のうちに共有されていない」、あるいは国保連へ送る前に「実績報告と給付管理票の対比が十分に行われていない」といった場合にしばしば発生するようですね。これらの間違いを防止するためには、サービスが変更になったときの連絡方法を、サービス事業者との間で取り決めておくことをお勧めします。また、毎月繰り返し行う業務ですから、介護支援専門員がゆとりのある給付管理の業務を行えるよう、自分自身のスケジュール管理を行う必要もありますね。

## とりあえず、Answer

　このように「居宅サービス計画」と「給付管理」とは密接につながっているのです。だから、利用者さんの状態の変化に応じて変更になったり、利用者さんのその月の予定などで月終りに変更することは、極力避けたいところですね。そのために、介護支援専門員には**1か月に1回のモニタリング**が課せられているのですよ。あいさつして「利用票」などに捺印をもらうだけの行為を「モニタリング」とはいいません。
　介護支援専門員が利用者さんの状態を把握し、その時々の予定や要望などを吸収し、適切な「予定表（サービス利用票）」を作成すれば、おおむね実績変更も生じず、スムーズな「給付管理」につながるのではないかと思います。

## Question 31

# 「リ・アセスメント支援シート」を初めて見ましたが、何ですか？

ハハハ。これは東京都が作成した、「ケアプラン点検」のためのツールです（記載例はP.140～）。47都道府県のどれくらいが使うのかはわかりません（想像はできますが）。ここでは、「なぜこのツールが作成されたのか」「いつ使うものなのか」の流れで案内しましょう。でも、作ったのはあくまでも東京都ですよ。「東京都！」

 ケアプランの適正化を図る
（つもりだったんでしょうねぇ……）。

> **作ってしまったら、ダメとされるまで使い、
> そしてあっさり捨てるお役所までの道のり**

### ❶ 国は保険者に「介護保険の適正化事業」を行うように指示している

　国が保険者に対して、ケアプラン点検を行うように指示していることは知っていますか？　知ってます？　そうなんです。利用者さんに対して、「真に必要な介護サービス以外の不必要なサービスが提供されていないか？」、その検証を行うことを目的に開始されたのが、「保険者によるケアプラン点検」なのです。これ自体は別によいと思いますよ。保険者が大変になりますが。

　一方、国は、平成24（2012）年に「介護支援専門員の資質向上と今後のあり方検討会」を開き、平成25（2013）年3月に中間まとめを出し、①「アセスメント（課題把握）が必ずしも十分でない」、②「サービス担当者会議における多職種協働が十分に機能していない」「ケアマネジメントにおけるモニタリング評価が必ずしも十分でない」などの課題を、まるで他人ごとのように出して

きたのです。こちらはどうもいただけません。

とにかくこれを真に受けて、東京都では平成26（2014）年の3月に「保険者と介護支援専門員が共に行うケアマネジメントの質の向上ガイドライン」を出すに至りました。

## ❷「リ・アセスメント支援シート」は、ケアプラン点検のためのツール

このガイドラインは、介護支援専門員が利用者さんなどに対して行っている、
1) いまの「状態」からいかに生活上の支障を見通し、利用者・家族と共有するか。
2) その生活の支障を克服して、いかに自分らしく生きられる日常生活を営むための「意欲」を取り戻す支援をしているのか。

この過程を保険者と共に語り合い、それによって作成したケアプランの妥当性を図ろうというものなのです。

## ❸「リ・アセスメント支援シート」を使用する段階

介護支援専門員は、組織で使用している介護系ソフトに必要事項を入力し、「居宅サービス計画」（原案）を作成しています。この「居宅サービス計画」（原案）を作成した後に、「リ・アセスメント支援シート」を利用して、自分が行ったアセスメントに漏れがなかったかを点検する仕組みになっています。ですから、はじめにアセスメントを行っておき、「居宅サービス計画」（原案）を作成しておく必要がありますね。

## ❹「リ・アセスメント支援シート」を作成する目的とは？

当然ながら、自分が収集した情報でも、漏れがあれば「シートが求めている情報」を記載できません。記載できない項目がある場合は、そこがそれ、「アセスメント不足」となるというわけです（それは正しい）。

しかし、このシートはというと、本来、ただのアセスメント不足を発見するためのツールだったわけではなく、「なぜ、その情報を引き出せなかったのか？」、そして介護支援専門員が「その部分」を保険者と語り合う中から、何かしらの「気づき」が得られるようになっているのです。また、保険者にとっては、介護支援専門員が「適切なアセスメント」を行いながら、「利用者が必要として

> 「リ・アセスメント支援シート」を初めて見ましたが、何ですか？ **Q31**

いるサービス」であっても、地域になくて提供できないなど、未知の情報を知る機会にもなると考えています。

### ❺「リ・アセスメント支援シート」の活用法

　まぁ、東京都の介護支援専門員には気の毒なのですが、すでに、介護支援専門員実務研修およびすべての介護支援専門員の法定研修では、このシートを使用しております。では、なぜ「気の毒」かといえば、**東京都以外ではおおむね使用されていない**からです。まぁシート自体は使い方しだいではありますから、無駄ではありません。とはいえ、「できる人」はいかなる条件でもこなしていくものですが、「できない人」はどんどん取り残されて行きかねません。いまの東京都の多人数の研修環境ではなかなか細かいフォローもできないし、各地域に委ねても現状は難しいでしょう。そもそも質を向上させるのであれば、「底上げ」が目的のはず。次々にやることだけを増やしても底上げにはつながらないからなおさらです。

　東京都では、保険者との個人面談で用いられたり、地域によっては、事例検討や地域ケア会議に用いられたりしております。検討会などに参加した介護支援専門員からは、「良い気づきを得られた」など好評を得ることもあります。これはこのシート云々よりも、「できる介護支援専門員」はおおむね、どんな物事からもプラスの面を引き出せるからです。「力」があれば、何を使っても「まったくの無駄」ということはないのですが目的からは離れてしまいます。

### とりあえず、**A**nswer

　リ・アセスメント支援シートは東京都が、各保険者が「保険者によるケアプラン点検」ができるように、平成26年の3月に「保険者と介護支援専門員が共に行うケアマネジメントの質の向上ガイドライン」を出し、その中に登場したものです。保険者と面談する中で、介護支援専門員には、**アセスメント不足に際しての気づき**が得られること。保険者には、地域に足りないサービスを探究できるねらいもあるようですが、仕事に慣れる前に配置転換では意味がないのでは。

# リ・アセスメント支援シート①

| 利用者名 | 東京都子 | | | | リ・アセスメント支援シート | | | 作成日 | ○○年□月○日 | |
|---|---|---|---|---|---|---|---|---|---|---|
| | | | | | | | | 作成者 | 恵比寿 香 | |

| | | 状態 | | 問題（困りごと） | | | 意向・意見・判断 | | 生活全般の解決すべき課題（ニーズ） | |
|---|---|---|---|---|---|---|---|---|---|---|
| | | | | | | | | | 整理前 | 関連 | 優先順位 整理後 |

| 項目 | 状態 | 問題（困りごと） | | 意向・意見・判断 | | | | 整理前 | 関連 | 整理後 |
|---|---|---|---|---|---|---|---|---|---|---|
| コミュニケーション能力 | 視力 | はっきり見える / **見えない** / 見えにくい | 特に困ってはいません。 | 利用者意向 | 人と話をするのは好きなので続けたい。 | 意向の度合 | **高** 中 低 | 言向の表明 **阻** | 参加 | 他者との会話ができる機会を持ちたい。 |
| | 眼鏡 | **無** / 有 | | 家族意向 | 意思疎通は出来るが、前より出来なくなっている。 | 意向の度合 | **高** 中 低 | 言向の表明 阻 | | |
| | 聴力 | はっきり聞こえる / **聞こえない** / 聞こえにくい | | 医師・専門職等見解 | 現状を維持してほしい。 | 意向の度合 | **高** 中 低 | 言向の表明 **阻** | | |
| | 補聴器 | **無** / 有 | | CM判断 | | | | | | |
| | 言語 | 問題**無** / 問題有 | | | | | | | | |
| | 意思伝達 | できる / **困難** | | | | | | | | |
| 維持・改善要素、利点 | | 現在夫とふたりの生活、老人等地域との交流は有るが、定期的に他者との交流を行うこと、コミュニケーション能力が、他者が必要であるが、他者が必要である。 | | | | | | | | |
| 認知障害 | | 自立 **軽度** 中度 重度 | 物忘れがあって困ります。 | 利用者意向 | 今のまま、お父さんを頼りにしたい。 | 意向の度合 | **高** 中 低 | 言向の表明 阻 | 環境 | 夫に面倒を見てもらってあり安心してい。 |
| | 意思決定 | できる **中度の場合に限り出来る** 困難 | 運動能力は直近、夫を頼りにしている。 | 家族意向 | 夫：自分達もなってきている。今後のことなど、今夜のことなど、今後気分にはなりたい。 | 意向の度合 | **高** 中 低 | 言向の表明 阻 | 参加 | |
| | 指示反応 | **時々通じる** 困難 | 困難 夫を頼りにしている | 医師・専門職等見解 | 強く食塩分なら、夫の体調を相談するなど、援助をあまり気にしてない。 | 意向の度合 | **高** 中 低 | 言向の表明 阻 | | |
| | 情緒・情動 | **安定** 不安定 | 同じ話を繰り返す。 | CM判断 | | | | | | |
| | 行動障害 | **無** 「徘徊 不穏 暴言・暴力 昼夜逆転 幻覚幻聴 介護抵抗」 | | | | | | | | |
| | 精神症状 | **無** 妄想 幻覚 せん妄 その他 | | | | | | | | |
| 維持・改善要素、利点 | | 夫より強点が多くなってきている。 | | | | | | | | |
| 介護提供 | | 夫と二人きりの生活、夫に依存している。他者と交流する機会を持ち、現状を維持するため、夫やケア等が困難、夫や介護、夫の介護意欲は高い、夫も介護の意欲は大切である。 | | 利用者意向 | お父さんが元気でいてくれるから下がれない、夫、お父さんに元気でしていたい。 | 意向の度合 | **高** 中 低 | 言向の表明 **阻** | 環境 | 長男夫婦が気にかけてくれている。 |
| 家族・知人等の介護者の健康 | 介護者の健康 | **健康** 高齢 他 | お父：自分の体調は自分で気をつけていますが、夫が元気で、うるさい位元気で居てほしい。 | 家族意向 | 夫：自分で聞けば自分の介護だい、息子夫婦は、協力もする気持ちがある。 | 意向の度合 | **高** 中 低 | 言向の表明 阻 | | |
| | 介護者の負担感 | **無** 有 他 | | 医師・専門職等見解 | 健康管理が必要、訪問介護の導入、医療系のサービスをバランスよく利用する必要がある。 | 意向の度合 | **高** 中 低 | 言向の表明 阻 | | |
| | | 合はどうなるかわからない状況。 | | CM判断 | | | | | | |
| 維持・改善要素、利点 | | 夫が元気で夫が何事にも熱心、定期的に宿泊サービスを利用することで夫が休むことができる、現状を維持できる。 | | | | | | | | |

※詳しくは東京都福祉保健局ホームページ (http://www.fukushihoken.metro.tokyo.jp/kourei/hoken/kaigo_lib/care/guideline.html) をご覧ください。

**Q31**　「リ・アセスメント支援シート」を初めて見ましたが、何ですか？

## リ・アセスメント支援シート②

### リ・アセスメント支援シート

| 利用者名 | 東京都子 | | | 作成日 | ○○年□月○日 |
|---|---|---|---|---|---|
| | | | | 作成者 | 恵比寿 香音 |

| | 状態 | 問題（困りごと） | 意向・意見・判断 | 生活全般の解決すべき課題（ニーズ） | | |
|---|---|---|---|---|---|---|
| | | | | 整理前 | 関連 | 整理後 |
| | | | | | | 優先順位 |

| 主疾病（症状痛み等） | 糖尿病、慢性甲状腺炎、高血圧、完全房室ブロックペースメーカー利用 | | 利用者意向 | 食事はおいしく食べたい。お父さんが、よくしてくれるからあんまり心配をかけないよう、入院をしないように気をつけたい。 | | |
|---|---|---|---|---|---|---|
| 薬 | 無 ●有 | 夫が朝、血糖値を測定し、インスリンの注射を行っている。 | | | | |
| 服薬管理 | 自分　介助　夫 | 夫が食後に必ず行っている。 | | | | |
| 口腔衛生 | ●良好　不良 | 総義歯　夫が磨いているが、本人が忘れている。 | | | | |
| 義歯の有無等 | 無　●有　部分　●全部 | 夫がポリデントの使用を忘れていたり、夜間装着したまま、定期受診 | | | | |
| 食事摂取 | ●困難　●問題なし　逆流性食道炎を繰り返している。 | | | | | |
| 食事量 | 少ない　●普通　多い　食欲不振があるが、配食サービスを分割にして食べている、3回/日。 | | 家族意向 | 病院の先生には診ているけれどもうこの先はにはいかないと思う。ただ、通院は1回/月なので、日々の生活の中で具合が悪いのか、良いだけなのかわからない。時々様子をみてもらえると助かる……（みてもらいたい）。 | 心身機能 | 入院をしないように気をつけたい。 |
| 食事摂取形態 | 経管摂取　1600 kcal/日　・　回/日　他 | | | | | |
| 食事形態（主食） | ●普通　かゆ　重湯　ペースト状　他 | | | | | |
| 食事形態（副食） | ●きざみ　とろみ　ペースト状 | | | | | |
| 飲水 | 多い　●少ない　医師指示量　1200 ml/日　飲水量 | | 医師・専門職等意見 | 夫・血糖値が80を切るときにはブドウ糖を飲ませている。通院は1回/月なので、日々の生活の中で具合が悪いときには、低いだけなのかわからないでいる。時々、歯の汚れがひどいので、夫がデンタルフロスを使用してあげているが、自分でもしてしまっている。でもやってしまっている。 | | 健康管理や、定期的に栄養指導を受けたい、在宅生活を続けたい、また低血糖子をみても早めに対処してほしい。 |
| 栄養状態 | ●良　不良　1日3回配食サービスを昼夕と食べ過ごしている。食生活の改善要がある。 | | | | | |
| 身長・体重 | 148 cm　40 kg | | | | | |
| 麻痺・拘縮 | ●無　有　両側片麻痺・両側片麻痺 | | | | | |
| じょく瘡・皮膚の問題 | ●無　有　血行障害あり、傷をつくると治りにくい。 | | CM判断 | 主治医：血糖コントロールはできている。ただ、食事を福りがあり、引き続き栄養指導も必要。また、定期的な健康チェックや、血圧管理のために、訪問看護の利用が望ましい。 | | |
| 入浴 | 2回/●週　月　治療中　●夏場は水浴びより、シャワー浴を行っている。 | | | 糖尿病・高血圧症・完全房室ブロック既往がある。糖尿病・高血圧症・完全房室ブロック対応、低血糖時はインスリン対応、高血圧は服薬対応、全房室ブロックはペースメーカー対応、夫が健康管理のために、定期的な健康チェックを行うことで、健康維持が可能。 | | |
| 排泄（便） | 1日1回　●快便　便秘有 | | | | | |
| 排泄（尿） | 昼・5回　夜・2回 | | | | | |
| 睡眠時間帯 | 20 22 24 2 4 6 8 10 12 14 16 18 20 | | | | | |
| 維持・改善の要素・利点 | 朝は5時半くらいから起きたり、夜は19時前には就寝についている。高血圧は服薬対応、完全房室ブロックはペースメーカー対応、低血糖時はブドウ糖を投与することで、健康管理や栄養改善を図ることで、現状維持が可能。 | | CMの判断：本当の問題への気付きは | 栄養　未受付　不足　対応難度　困難 | | |

リ・アセスメント支援シート③

## リ・アセスメント支援シート

| 利用者名 | 東京都子 | | 作成日 | ○○年□月○日 |
| --- | --- | --- | --- | --- |
| | | | 作成者 | 恵比寿 香 |

| | | 状態 | 問題（困りごと） | 意向・意見・判断 | 生活全般の解決すべき課題（ニーズ） 整理前 | 整理後 | 関連 | 優先順位 |
| --- | --- | --- | --- | --- | --- | --- | --- | --- |
| A D L | 食事 | 食事場所：(食堂)・ベッド上・他<br>食事：自立・(一部介助)・全介助 食べこぼしあり | リハビリパンツを使用。外出未だに説明および問題時の予定として、自分でトイレに行くようにしている。汚れたこともあるので着ることを聞くのは良いか...... | お父さんを頼りに、できることはします。 | 利用者意向 | | | |
| | 食事場所 | 自(立)・一部介助・全介助 | | 夫：今できているところは続けてほしい。生活のこと、長男夫婦：風呂は気軽に使ってほしい。嫁も負担には息子っていない。 | 家族意向 | | | |
| | 排泄（排便） | (自立)・見守り・一部介助・全介助 | | | 医師・専門職等意見 | | | |
| | 排泄（排尿） | 自(立)・見守り・一部介助・全介助 リハビリパンツ オムツ 留カテ | | | | | | |
| | 排泄（夜間） | (尿)器・(尿)パット・ポータブル・リハビリパンツ オムツ 留カテ | | お父さんの意向（高）・中・低 音同の表明：阻 下肢筋力の低下がみられる。日中の活動を増やすことで、いることやできることが維持できる。 | 利用者意向 | 自分で身のまわりのことができないので、夫が支えてくれるから助かる。風呂介助を2人で入るのが楽しみだから続けたい。 | 活動 | |
| | 排泄（失禁） | (無)・有 | | 家族の意向（高）・中・低 音同の表明：阻 | 家族意向 | | | |
| | 入浴 | 自立・一部介助・(全介助) 準備が必要 | | 医師・専門職：通所リハ 訪問 必要・不要・対応済 | CM判断 | | | |
| | 更衣・整容 | 自立・(一部介助)・全介助 | | | | | | |
| | 寝返り | (自立)・一部介助・全介助 | | | | | | |
| | 起き上がり | 自立・(一部介助)・全介助 サイドレールにつかまり起き上がる。 | | 日中の活動性の低下になり、下肢筋力の低下がみられる。日中の活動を増やすことで、していることやできることが維持できる。 | | 環境 | | |
| | 座位 | (自立)・一部介助・全介助 機能低下あり、ふらつきがある。 | | | | | | |
| | 立位 | 自立・(一部介助)・全介助 | | | | | | |
| | 移乗 | 自立・(一部介助)・全介助 ふらつきあり、外出は夫の介助必要。 | | | | | | |
| | 歩行 | (自立)・一部介助・全介助 | | | | | | |
| | 使用機器 | 杖・歩行器・(車椅子) その他：夫の付き添い | | お父さんの意向（高）・中・低 音同の表明：阻 お父さんと頼りにして入浴する時の息子さんにエレベーションに参加。 | 利用者意向 | 夫が支えて丁寧にしてくれていてすごく嬉しい。今が夫婦のふれ合いだから、気持ちを取りもどしながら、映画と暮らしたい。 | | |
| | 維持・改善の要素、利点 | すべての面で見守りやサ介護が必要。現在は夫の介護の下、本人ができるかぎりでやっている方法により見守り続けてほしい。住み方法を本人と進もと入試の相談で維持できる。 | | 家族の意向（高）・中・低 音同の表明：阻 現状を維持したい。 | 家族意向 | | | |
| I A D L | 買物 | 自立・(一部介助)・全介助 夫の車で2人で出掛けて行く。 | お父さんがしてくれるから何も困っていない。 | 医師・専門職：通所リハ 訪問 必要・不要・対応済 お父さんに頼りに行くが、場所や使用時間は楽しみのひとつ。 | CM判断 | | | |
| | 金銭管理 | 自立・(一部介助)・全介助 配食サービスをとっている。 | 今まで誰かに手伝ってもらいやり方を変えてもらうことは自分の方だけで、今のままでよかった。 | | 利用者意向 | | | |
| | 献立 | 自立・(一部介助)・全介助 夫が味噌汁程度を作る。 | | | | | | |
| | ゴミ出し | 自立・(一部介助)・全介助 夫と出かけている。 | | | | | | |
| | 掃除・片付け | 自立・(一部介助)・全介助 夫と出かけている。 | | お父さんの意向（高）・中・低 音同の表明：阻 | | | | |
| | 火気管理 | (自立)・一部介助・全介助 | | 家族の意向（高）・中・低 音同の表明：阻 夫の看取りは気持ちを尊重し、夫には介護の時間も多くなる。 | | | | |
| | 外出 | 自立・(一部介助)・全介助 夫と出かけている。 | | 医師・専門職：通所リハ 訪問 未検討 対応必要 | | | | |
| | 服薬状況 | (自立)・一部介助・全介助 | | | | | | |
| | 維持・改善の要素、利点 | (困難)・問題 段差を利用上かえ問題ない。<br>家事活動はすべて夫がし、本人にできていない。買物、一緒に行くことがあるが、本人はそばにつくだけ。外出は夫婦の楽しみのひとつ。 | | 夫が自分のこと、がすべて気持ちで介護してもらっているが、現状維持のため、定期的に介護の解放を出する時間を持つ必要がある。医師・専門職：通所リハ 訪問 未検討 対応必要 困難 | CM判断 | | | |

## Q31 「リ・アセスメント支援シート」を初めて見ましたが、何ですか？

### リ・アセスメント支援シート④

| 利用者名 | 東京 都子 | | | 作成日 | ○○年□月○日 |
|---|---|---|---|---|---|
| | | | | 作成者 | 恵比寿 香 |

| | | 状態 | リ・アセスメント支援シート 問題（困りごと） | | 意向・意見・判断 | 生活全般の解決すべき課題（ニーズ） | 優先順位 |
|---|---|---|---|---|---|---|---|
| | | | | | | 整理前 / 関連 / 整理後 | |
| 社会交流 | 社会参加 | 無（有） | 夫の運転で2～3回／週買い物に出かけている。また、地域の行事や集まりには夫と出かけて参加している。 | 利用者 | 賑やかに過ごせるところがあれば出かけ、人と話をするのは好き。他者と会話を続けたい。 | 賑やかに過ごせるところがあるならば出かけて、また地域の老人会の集まりや、人と話を続けて歌うことなど、これから続けたい。 | 参加 |
| | | | 家にいると眠くて困る。 | 家族 | 昔から他者とお話をするのは好き。老人会の集まりでカラオケ等で歌うのは楽しい。 | | |
| | 対人交流 | 無（有） | 家にいると家でばかりいるのが心配。 | 医師・専門職等意見 | お互いに気分転換も必要だと思う。 | 夫ともに、参加ドライブに出かけるのが夫また地域の老人会の集まりや、他者と歌うことなど、これから続けたい。 | |
| | | | | CM判断 | 他者との交流が必要。 | | |
| | | | | CMの判断に至る意見と根拠 | | | |
| | 維持・改善の要素、利点 | | 現在も地域のカラオケとの交流がある。地域との交流を継続することで、社会性が維持できる。 | 利用者 | 夫とともに、地域の老人会へ参加している。他者との交流の機会を継続することで社会性を保つことが必要。淡現要（公民館活動を続ける・通所介護） | | |
| 特別な状況 | | | 同じ地域内に、長男夫婦がいるが、夫と嫁の関係性が悪く交流は少ない。長男夫婦は、2人のことを心配している。唯一人浴の時間が、本人と息子夫婦がかかわれる時間となっている（冬場は葉いためか、あまり出てこない）。 | 利用者 | 今のままで十分。 | 今のままの生活を続けたい。 | 環境 |
| | | | | 家族 | 夫：自分が倒れたら施設利用させてほしい。長男：父は自由にしてくれないのが困る。 | | |
| | | | | 医師・専門職等意見 | 夫の労をいたわり、夫の健康状態の観察が必要。 | 夫がよくみてくれますが、長男夫婦も気にかけてくれたいです。 | |
| | | | | CM判断 | 定期的に長男夫婦に状況を伝えることが必要。 | | |
| | | | | CMの判断に至る意見と根拠 | 夫の労をいたわり、親子関係に様子観察が必要。 | | |
| | 維持・改善の要素、利点 | | サービスを利用することで、夫の話と息子の話の橋渡しを行うことで、徐々に夫の気持ちが穏やかになるのではないかと考える、様子観察が必要。 | | | | |

意向と判断が一致しなかったため、ニーズにならなかった理由 ｜「リ・アセスメント支援シート」を作成して気が付いたこと

# 第4章
# サービスの選択・提案

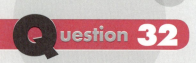

# サービス提供事業所の案内方法を教えてください。

サービス提供事業所の案内方法ですね。まず、はじめに自分の担当地域の「サービス提供事業所一覧(表)」を手に入れましょう。もうある？　その上での案内方法についてですか。そうですねぇ、そもそもみなさん、いつの段階でサービス提供事業所のデータの入手を考えているでしょうか……。

**ポイント** 利用者の「選択に資する」援助。

> 建前ではあっても、とにかく
> 本人に選択していただくまでの道のり

### ❶ 利用者さんたちが「選択できる」ように複数用意する

　「1つ」しかなければ、選択していただくとはいえませんがな(笑)。そもそも、利用者さんに対する「サービス提供事業所」はどこが良いのかを考える時期はいつなのか。はじめに、アセスメントをやりますよね。そこで、生活全体の「解決すべき課題」を抽出し、「長期目標」やら「短期目標」を導き出します。その短期目標を達成するための「サービス内容」を導き出します。

　そして、それらのサービスをプランの構想どおりやっていただくには、どの「サービス種別」が良いかを考えます。サービス種別が出てくれば、その地域で適応しそうな「事業所一覧」を見て、利用者さんに「複数ある事業所」から好みの商品(サービス提供事業所)を選んでいただきます。

　もちろん、利用者さんは分厚いあの冊子の中からどれを選んだらよいかはわ

からないし、あまり選択肢が多いと逆に不親切ととられかねません。ここで「仕事のできる」介護支援専門員ならば、選んでもらう際に、**前もって各サービス事業所からパンフレットなどを収集**し、利用者さんに閲覧いただき、選択できる材料の1つとして提供しているようです。また、通所介護や短期入所生活介護などの**施設利用のサービスの場合には、利用前の見学を推奨**し、利用者さんたちの希望に応じて可能な限り同行するように努めている介護支援専門員もいます。

### ❷ 介護保険制度以外の地域のサービス情報も収集する

**利用者さんに選択していただくサービスは、介護保険で利用できるサービス**だけではありません。その地域にある「社会資源」いわゆる**インフォーマルなサービス**も含みます。たとえば、訪問介護のサービスが行えるサービスは、「身体介護」と「生活援助」とに限られており、大掃除やペットの世話などは行えません。それでも、利用者さんの生活習慣の中では、やはり年末に大掃除がしたいと思うのは、日本文化を考えれば当然かと思われます。そして、そのようなサービスが「ない」わけではなく、**訪問介護事業所の「自費サービス」**を案内する方法もあるのです。**家事手伝いなどを提供する家政婦さん**などもあります。

また、通所介護は、事業所によっては、長時間同じ事業所内で過ごさねばならず、くたびれてしまうという方には、地域の公民館で行っている公民館活動、町会などが行っているラジオ体操、脳トレ会場のご案内などもよいでしょう。**介護予防の活動はさまざまなところで行われている**のです。このような取り組みも利用者さんたちに案内できると喜ばれるかもしれませんよ。

一方、介護支援専門員は、在宅サービスを案内するだけではなく、いずれは施設入所を考えているという方に対しては、施設情報も提供しなければなりませんよね。このように介護支援専門員として、利用者さんが求めるサービスを必要に応じて案内できるように、常日頃から**人脈作りを行い、案内できる社会資源を蓄える**ため、いろいろな集まりに顔を出す行動も必要だと思います。

### ❸ 利用者さんに案内した「方法」を記録に残す

介護支援専門員には、公平中立性を保った支援をすることが常に求められて

います。とはいえ、なかには、利用者さんたちから「ヘルパーを希望」されたり、ご家族が「通所介護を利用させてほしい」など、利用したい種別を訴えてこられると、ついつい、その要望に応えたいと考える方もままいるようです。加えて、同じ組織に、それらのサービス提供事業所があったりなんかすると、「わが社でも、訪問介護をしていますし、通所介護もしていますから大丈夫ですよ！」などと、のたまってしまう方もいるようですが……。

　もちろん、最終的には利用者さんの選択肢の1つであれば仕方がないのかもしれませんが、傍から見れば「囲い込んでいる」ととらえられかねない場合もあります。だからこそ、「サービス提供事業所をどのように案内したのか」という記録が必要なのです。

先日のお話を総合的にとらえまして、今回このようなサービス内容を考えましたが、いかがでしょうか。まずは、『健康状態』に関してです。病院は、いつもの鹿島先生でよろしいですね。ヘルパーさんも、毎回健康チェックをしてくださるので、ここには訪問介護を入れました。そして、健康チェックと定期的に体重を測っていただけますので、通所介護を入れてみました。

へぇ、ヘルパーさんって、一緒にお掃除をしてくださる……という方？

まぁ、そうですね。増田（本人）さんが、家事活動を自分でできるようになりたいとのことでしたので、こちらに入れてあります。それで、こちらには、通所介護で個別機能訓練というものをやっていただけるようにしました。

ああ、あれだね。調理の仕方を練習するとかのあの話ね。

そうです、そうです。それと転ばないで生活できるようにと、移動時の見守りもこちらへ入れてあります。

そうそう、若草クラブの方たちも入れてくれましたかね？

もちろんですよ！　増田さんの生活を守ってくださる地域の方です。忘れませんよ。ところで、利用してみたいヘルパーステーションやデイサービ

# Q32 サービス提供事業所の案内方法を教えてください。

スってどこかありますか？

そうね。前にもらった冊子を眺めてみたんだけど、さっぱりわからないねぇ。どこかお宅のお勧め（の事業所）はないの？

お勧めですね。まぁそんなこともあろうかと、お近くの事業所のパンフレットを持ってきました。もちろん中には、ふふふ、うちの会社のパンフレットもあるんですが……、さて、どうしましょうか？

## 支援経過記録

| ○○年□月△日 14：00〜14：30 | 訪問 | サービスの選択に資する援助 |
|---|---|---|
| 居宅サービス計画（原案）について説明。利用したいサービス提供事業所についての希望をうかがう。介護事業所一覧では選択できないとのこと。近所にある事業所のパンフレットを見せて案内する。ヘルパーステーションは、わが社の訪問介護を選択。通所介護は、見学してから決めたいとのこと。明後日見学予定。 | | |

※支援経過記録については、P.42「Q09」参照。

## とりあえず、Answer

　利用者さんに、利用するサービス事業所を案内するためには、まず介護支援専門員自身が、その地域のサービス事業所について把握している必要があります。そこで**事業所に勤めはじめた段階で、当該地域にある各サービス事業所を訪問**して、「自分は、○○居宅サービス事業所の一員になった（です）」ということをアピールしておきましょう。

　このとき、頼りになるのは市（区）町村で発行している「事業所一覧表」などです。それらの事業所を訪問しつつ、①自己紹介の後、自事業所のパンフレットなどを渡す。②相手の事業所のパンフレットなどを入手する（事業所の特徴や、料金、強みなどを把握できる）。③利用申込み様式などがあれば入手したいところです。手に入るもの、必要な情報を入手しましょう。

　ちなみに、これは営業活動でもあるのですよ（笑）。帰社後、自分なりの重点的・用途別の地域情報のマップが描けたら出だしは最高ですよ。

# Question 33

## 通所系サービスが必要だと思いますが、どう案内すればよいか？

ほうほう。通所系サービスの導入ですか。利用者さんに通所介護や通所リハビリテーションの話をすれば、「行きたくない」「家がいちばん」という返事が多いですよね。実際、おもしろいかどうか疑問なところもありますし……。とはいえ、閉じこもりになってもいけません。どうしたらよいか、ひとつの方法を案内しましょう。

 今後のケアの方向性の「道案内役」を担う。

### そいつは行きたい！と言われるまでの道のり

❶ その方の暮らして来られた過去を振り返り、その方を知り、将来像を共に考えれば、百戦危うからず（?）

　利用者さんが、現在の「困った状態」に陥るまでには、さまざまな経緯があるわけですよ。たとえば、脳梗塞で倒れ、半身麻痺になってしまった。転倒して骨折、杖がなければ移動できなくなった。あるいは、加齢に伴い、活動量が減り、気がつけばトイレに行くのも不自由になったなど。

　このような経緯を持つ方たちであっても、介護支援専門員の眼前に登場したということはですよ、多かれ少なかれ、「介護保険制度を利用する気持ち」はあるはずなんです。たとえ、それが家族の意向だとしても、です。まずは、その方がそのような状況になった経緯を理解し、そのようになる前はどのような生活をしていたのかに興味をもち、思いっきり寄り添わなければなりません。

Q33 通所系サービスが必要だと思いますが、どう案内すればよいか？

まぁまぁ、奥さまとお出かけになろうとした、そのとき、玄関先で転ばれたんですね!!!

ああ、あんたそんな大げさな……（笑）。でもあの段差がねぇ、またげなかったのが情けない。この足が、この足が、この足がさ、上がらなかったんだよ！

……しかもねぇ、まさかの骨折ですよ、ええ。私より足腰が丈夫なのだけが自慢だったのに。

……まぁそれはそうとしまして、そのころは、何か運動かなんかなされていたのですか？

退職後かい？　毎朝、裏山を散歩してね、山菜採りが日課だったよ。でも食えないもんばっかだったなぁ。そのうち友達もできて、でも、こんなんじゃもう登れないよなぁ。

なるほど、毎朝、散歩するのが日課だったのですね。

お医者さんからは、歩く訓練を続けるようにって言われたんだけど。でもこのとおり本人が……。

## ❷ 現状を把握したら、本人が「がんばっていること」に着目し、抽出する

　どのような状況であれ、介護保険制度を利用する状況になったということですよ、まわりはともかく、本人が少しは生活に不自由さを感じはじめているはずです。でも、そのことを他人には伝えにくい。けっこう奥さまからもきつい意見を言われたりする。だから、認定調査員に「困っていない！」というのと同じです。まずは、重ねて現状把握を十分に行い、その「がんばっている部分」を称賛します。

退院後、こちらに帰られたら、すぐ今のように歩いたり、用事ができるようになったのですか？

いやぁ、全然。家に戻ってびっくりだよ！（笑）　病院じゃ平らなところしか練習しないだろ？　だけど、ほら、ここ！　金具が入っているんだよ。だから、ちょっとの段差でドン！って響くんだ。

すごく痛いでしょうね？　金具のところなんかは特に……。

傷口のところは、まだ痛むわな。金具？　違和感はあるけど、慣れたっていうか……。

そうでしたか。それは痛いですよねぇ〜。で、トイレやお風呂なんか、か・な・り、大変ですか？

そりゃそうよ！　でも、トイレなんかはだね、ふつう自分でするもんだろ。流石に風呂ってなると、コイツの助けがいるけどな。でも最近、腰が痛い、痛い、痛い、痛いって言うからさ、できるだけ1人で入るようにしているんだ。

そうですか。ではトイレはまぁ大丈夫。お風呂は……、本当は奥さまに手伝ってもらいたい、でも奥さまのお身体が心配だからおひとりで。お優しいですね！

ほう。そりゃそうだ。何はともあれ、こいつだけが頼りなんだからさ（笑）。

## ❸「将来像」を見すえて、「今できること」を共に考え、提案していく

　タイミングを外さなければ、利用者さんやご家族はさまざまなことを話してくれます。どんな状況下でも、自分たちで生活をなさっているのです。その生活ぶりを十分に伺えたら、今後の生活に目を向けられるように案内しましょう。

1日の生活のご様子を伺い、お二人が支え合って生活されていることがわかりました。ここからは、今後のことを伺いたいと思います。よろしいですか？

今後のこと？　どんなことかね。

ご主人は転ばれる前までは、毎日、裏山まで出かけられていました。そこで、お友達もできました。

そうさ。今年の夏もほんとなら今ごろ、高尾山にでも登ろうかと話していたんだ。その矢先、本当に残念だよ。

高尾山? あそこに行く計画だったんですか! それは残念。それで、まだ行ってみたいというお気持ちは?

そりゃ、行けるんだったらみんなと行きたいけどね。無理無理、王子神谷駅の階段も昇り降りできないんだから。

まぁまぁ、そうおっしゃらず。今のお話を伺って、その夢、ぜひぜひ叶えていただきたいな、と思っちゃいました(笑)。

### ❹ 介護支援専門員として、「適切な種別」を選択し、案内する

　地域の通所系のサービスには、通所リハビリテーション、通所介護、健康プラザなどなど、さまざまな「種別」が存在しているはず。はじめから「介護保険制度ありき」という発想ではなく、まず、その地域にあるさまざまな情報を入手し、利用者さんが選択できる材料を揃えましょう。ここで注意したいのは、通所リハビリテーションの利用には、**主治医の指示書**が必要です。まずは先生にも声をかけ、相談しておきましょう(「揉める種」も減りますよ)。

## とりあえず、Answer

　すべてのケースに当てはまるとは限りません。今のままでも十分と考えている利用者さんも多いのです。家族から「家に閉じこもらないでほしい」と言われるのは、**本人からすればつらいし、切ない**ことでしょう。そんなときに、介護支援専門員までご家族に同調し、「どこかに行くこと」ばかりを念頭におくと、怒り出す方も多くいらっしゃいます。まずは本人に寄り添い、今の気持ちを伺い、**がんばっていることを認め、共感・称賛**しましょう。そうすれば心が開け、意欲にもスイッチが入って、「やる気」につながる場合も増えてきます。いずれにせよ、この段階のやりとりは根気がいりますが。

# Question 34

# 医療系サービスの導入ポイントを教えて！

医療系サービスですね！ キタ〜って感じです。サービスならば、**訪問看護**や**訪問リハビリテーション**などはすぐに思いつきますが、その種類はかなり多様です。さてさて、それらを選択する場合には、どのような視点を持つことが必要なのかを案内いたしましょう。

 「課題分析標準項目」にヒントあり。

## 医療系サービス導入の選択と道のり

### ❶ 利用者さんの「心身機能」に関する項目に着目する
**（1）主治医導入のポイント**
● 課題分析標準項目
　「健康状態」をチェックし、利用者さんの**「主治医」の把握**に努めます。利用者さんが定期的に通院していれば、主治医をサービス種別としてあげ、明記します。もし、複数の病院を受診している場合は、**主治医の意見書**を書いた方を主治医とみなします。また、利用者さんが1人で通院、またはご家族が通院しており、通院支援が必要のない場合、サービス種別の医療情報から漏れてしまいがち。主治医とはどうしても連携が必要なので、忘れずに記入しましょう。

154

## （2）栄養士導入のポイント
●課題分析標準項目

「健康状態」「食事摂取」をチェックし、利用者さんの栄養状態の把握に努めます。といっても、生化学検査を行って数値を測ってくださいということではありません（無理だし）。とりあえず、基準を確立するため、利用者さんの身長や体重を知りましょう。身長と体重から肥満度を示す体格指数（BMI）が測定できます。利用者の栄養過多状況も問題ではありますが、やせている人は、低体重・低栄養にも注意が必要です。

## （3）看護師導入のポイント
●課題分析標準項目

「健康状態」をチェックし、排尿、排便、服薬。「じょく瘡・皮膚の問題」「問題行動」「介護力」をチェックし、特に利用者さんがすでに医療的処置を受けている場合は継続して必要かどうかを確認します。留置カテーテル、在宅酸素療法、人工的な栄養補給法（経管栄養、経静脈栄養）、じょく瘡（床ずれ）の処置、服薬管理、人工肛門の皮膚の手当て、血圧の不安定な方の入浴、糖尿病のインスリン注射に関すること、腎臓病の方や心臓病の方の全身の観察はもちろん、退院時の状態観察および環境整備、統合失調症やアルコール依存症などいわゆる精神障害の方の生活指導、糖尿病の方の爪切り、認知症高齢者の方の状態把握やご家族への介護方法の相談・助言など。これらが必要な場合に有効な指針や判断材料、手立てとなります。

## （4）薬剤師導入のポイント
●課題分析標準項目

「IADL」で服薬状況をチェックし、利用者さんが確実に服薬ができているかどうかの把握に努めます。服薬管理は看護師でも行えますが、薬剤師は薬の専門家です。在宅を訪問することにより、市販薬との飲み合わせなどの相談助言も可能になります（P.158「Q35」参照）。

### (5) 歯科医導入のポイント
● 課題分析標準項目

　「口腔衛生」で口腔ケアの状況をチェックし、利用者の口腔内を把握します。義歯の有無、残歯の有無、口臭の有無、義歯の不具合などなど。在宅生活が長い方ほど、歯科医にかかれないことが多く、家族もあきらめている場合があります。であれば、歯科医を受診できるように配慮しましょう。もちろん、地域にある訪問歯科などの情報を収集しましょう。

### (6) 皮膚科医導入のポイント
● 課題分析標準項目

　「じょく瘡・皮膚の問題」をチェックし、利用者さんの皮膚や爪を観察します。皮膚の観察範囲は、頭皮から足の裏までのすべて（大変ですよ）。高齢者の皮膚炎はさまざまです。利用者さんやご家族によっては、「素人療法」を行ってしまっている場合もあるので、皮膚の状態をよく観察し、異常が見られた場合には、皮膚科受診につなげましょう。また、爪白癬の場合も放置せず、爪の処置が必要な場合には皮膚科に相談しましょう。

### (7) 理学療法士導入のポイント
● 課題分析標準項目

　「健康状態」「ADL」「IADL」「介護力」をチェックし、利用者の身体機能を把握します。身体機能に衰えが見られ、機能低下による転倒が見込まれたり、うまく歩行ができない場合には、訓練が必要と考え、導入を検討します。理学療法士は、寝返る、起き上がる、立ちあがる、歩くなど、日常生活で必要な基本動作ができるように、身体の基本的な機能回復について支援してくれます。

### (8) 作業療法士導入のポイント
● 課題分析標準項目

　「健康状態」「ADL」「IADL」「介護力」をチェックし、利用者さんの入浴や食事、調理、洗濯など、これらひとまとまりを成した行為がスムーズにこなせるかどうかを把握します。作業療法士は、日常生活のあらゆる動作（趣味活動を

も含む）の作業活動を支援します。また、作業療法は、精神障害の方も対象に、リハビリテーションを行います。

### (9) 言語聴覚士導入のポイント
● 課題分析標準項目

「健康状態」「コミュニケーション能力」「食事摂取」「介護力」をチェックし、言語聴覚士は言葉の障害（失語症）や聴こえの障害（聴覚障害など）、声や発音の障害、食べる機能の障害（摂食・嚥下障害）など、さまざまな分野を支援します。

## ❸ 医療系サービスの導入には、「医師の指示書」が必須である

今まであげてきた医療系サービスは、「医師（主治医）の指示書」が必要ですので、上記のサービスの導入が必要と考えた場合は、サービスを担当する事業所へ、導入に必要な手続きについて相談してみましょう。

なお、専門医への受診自体は指示書は必要ありませんが、主治医に現状を伝え、専門医の受診が必要ではないかということについては相談しておきましょう。

### とりあえず、Answer

介護支援専門員は、「課題分析標準項目」に沿って情報を収集します。とはいえ、情報を収集して、現実を把握するだけで満足してはいけません。現状から利用者さんの困りごとを明確にし、その困りごとを解決するための手立てを考えます。このときも、通所介護や訪問介護などの福祉系のサービスばかりではなく、訪問看護や薬剤師などの医療系サービスも視野に入れましょう。

えっ！ 主治医に相談することに抵抗があるって……。よくあるパターンですよ（笑）。主治医とは仲良くしないとねぇ。そのような場合には、それら導入できそうな方々（サービスの担当者）に直接相談して、どうすれば利用できるかを伺いましょう。直接的に働きかけてくれたりと、みなさん、かなり「頼もしい存在」ですよ。

## Question 35

# 薬剤師さんの役割をサービスに組み込みたいのですが……。

「居宅サービス計画」に薬剤師さんの役割を組み込みたいとは、なかなかのアセスメント力ですね。利用者さん宅を訪問して面談をしていると、その人の暮らしが大分わかってきます。テーブルの上に雑然と置かれた薬袋。その周囲には市販薬が並び、「服薬は大丈夫なの？」と、思わずそれらを一品ずつ、品定め（笑）をしたくなります。笑い事ではないですが、そんな衝動を避けがたくなるときもありますね。でも、そこから薬剤師さんの導入まではなかなかたどりつきません。おそらく「該当する」薬剤師さんが頭に浮かんでいるのかもしれません。今回もそんな細道を案内していきましょう。

 薬のことなら、薬の専門家に任せましょう。

## 本人だけではなく、まわりも安心できる服薬までの道のり

### ❶ 薬剤師法が改正され、調剤は対人業務であることが明確になった

**(1) 薬剤師さんは薬の専門家**

　介護支援専門員のみなさんは、薬剤師さんはどんなお仕事をしていると思いますか？　医師の指示のもと、患者さんにお薬を渡す人。また、窓口で飲み方について説明する人。まぁそのとおりですね（笑）。自分が健康で、1年に1、2回程度利用する人なら、そのような感覚しかないかもしれません。実は私もそうです。だから、あのお薬手帳とかいうものが登場してからというもの、「お薬手帳はお持ちですか？」の問いかけに、「いいえ」と言っているうちにお薬手

帳が数冊にもなってしまいました（いきつけの薬局が決まっていないことが最大の原因）。薬剤師さんがこれを見たら嘆くだろうな……。

　そうなんです。実は、薬剤師さんは薬の専門家。先生たちより薬理作用や副作用のデータについては詳しい（厚労省のデータが正しければ問題ないが）。まぁ、人それぞれですが。とはいえ、日本の薬剤師さんは温厚であり、よほどのことがない限り、医師からの処方箋に正面から「もの言い」をつける猛者も少ない。もちろん、製薬メーカーのデータ（MRさんなど）や何かに依存していることがあれば、一部の方々をのぞけば、メーカーに反論やクレームをつけることはめったにない。

## （2）法改正で「調剤は対人業務」と明確に

　さて、その薬剤師さんに関わる薬剤師法なるものが改正されました。今までは、「調剤した薬剤の適正な使用のために、必要な情報を提供する」とされていましたが、平成26年の改正に伴い「調剤した薬剤の適正な使用のため、必要な情報を提供し、及び必要な薬学的知見に基づく指導を行わなければならない」とされたのです。実は、この情報提供と指導については、今までもグレーゾーンになっていた。

　医薬品というものが身体に及ぼす影響、それを使用する国民の安全を考えれば、情報提供だけのわけがないのですね。相談助言などが行われていたわけですよ。でも、薬はそれこそ、人それぞれだから……（グレーゾーン的物言い）。

　前向きに考えていくと、今回の法改正により、「調剤も対人業務である」ということが明確になったといえます。そう、ここを「声を大にして」伝えたいところ。つまり、薬剤師さんは、調剤をするだけではなく、薬を飲んでいる人の生活に関与して指導をすることがふつうにできるようになったのです。本来はこういう観点で活動してこそ、意味がある資格（ただし、「医師代行」をさせられかねませんが）。そうでなければ、医療機関に属し、医師と意見を調整するほうが有効でしたでしょう。

## （3）薬剤師さんに訪問を依頼しよう

　利用者さんのお宅を訪問し、テーブルの上に雑然と置かれた薬袋やその周囲

に並ぶ市販の薬を見て、「これで服薬は大丈夫なのか？」と心配し、嘆いているそこのあなた。そのような場合には、薬剤師さんに相談することも必要です。利用者さんに対して「服薬」という見地に絞り、処方薬と市販薬の飲み合わせの良し悪し、それによって起こる弊害などについてちゃんと指導してくださる方も多い。……多いですよ、ええ。まぁ、諸先進国では、おおむね3、4剤くらい（それこそ、まともな薬剤師さんにおたずねください）で飲み合わせ不可というか、副作用が想定できないからアウトだったりしますが、日本は7～8剤でも「大丈夫！」という専門家もまだまだおり、油断はできません。それが過度な多剤処方にもつながっている気もしますが……。

　そもそも在宅の訪問指導は、どこの薬局でもよいわけではありません。「居宅療養管理指導」の指定を受けている薬局でなければできないのです。エキスパートはたしかにエキスパートとしての役割も担っているのです。そういう薬剤師さんたちに、もっと陽を当てていかないと、医師や看護師だけではもはや在宅の薬剤までは管理できないのです。

　この「居宅療養管理指導」の任にあたるためには、下記のように、医師または歯科医師の指示が必要になります（これらの指示権限が集中するため、医師に強く言えない土壌があるのですが、他職に適任があるかといえばないのも事実）。

　「厚生労働省令で定める療養上の管理及び指導のうち薬剤師により行われるものは、居宅要介護者の居宅において、医師又は歯科医師の指示（薬局の薬剤師にあっては、医師又は歯科医師の指示に基づき策定される薬学的管理指導計画）に基づいて実施される薬学的な管理及び指導とする。」

## ❷ 薬剤師さんからの具体的なアドバイス

### (1) 残薬の確認と整理

　利用者さんは、ひとつの科だけではなく、複数の診療科を受診していることも多いです。しかも、それがひとつの病院だけではなく、いくつかの病院を受診しているとなると、利用者自身もわからなくなる。いや、受診の段階からわかっていなかったりする。訪問介護を利用している方だと、ヘルパーさんから「こんな恐ろしい状況になっていますが！」と報告が来る場合もありますが、そ

薬剤師さんの役割をサービスに組み込みたいのですが……。

**Q35**

の管理・対応をヘルパーさんに頼んではいけませんよ（グレーどころの話じゃありません）。

　この場合に薬剤師さんがとる対応としては、処方医に疑義照会を行って、複数の病院から交付された処方箋の薬を合わせて一包化し、整理することもできます。これによって、利用者さんの服薬も混乱することなく、服用状況も改善されるというわけです。これは形状まで加工して包んでくれるのですが、時間もかかるし、かかっている医療機関に近くないと、待ち時間や受け取りなどのもろもろの課題もありますが。

## （2）個々の利用者さんの能力に応じた薬の管理方法の提案

　利用者さんによっては、病院からいただいた薬の袋からその都度引き出して飲まれている方、いわゆる服薬管理が自立の方から、お薬カレンダーに入れて飲まれている方もいますし、いわゆる見守りあるいは一部介助の方など。まぁ、今はけっこう100円均一のお店で、お薬を分配できるケースなどを販売していますから、それを使っている方もいます。

　でも、これも結局は自己管理のツールでしかない。なかには、お薬カレンダーへの分配を訪問介護に依頼している介護支援専門員もいるし（アウト！）、訪問介護もそのサービスはできるものと勘違いをしています（ブラックゾーンで働く人はさすがにその意識が多かれ少なかれありますが、グレーゾーンで働いている人はその意識がないゆえに問題です）。

　お薬カレンダーへの分配は「医療行為」です。だから、看護師か薬剤師さんにしていただかないといけません（看護師さんがまたわかってない人が多くて……）。訪問看護を利用するとなると支給限度額にも響くので、この場合、薬剤の専門家である薬剤師さんが適任であり、利用するのがよいでしょう。しかし、看護師さんでも平気で訪問介護に依頼したりしていて困ります（人道的と遵法的とは似て非なるもの）。基本的に違法なんですから！　法律の知識・教育はどの職でも欠かせませんね。

## とりあえず、Answer

　「病は気から」といっても、利用者さんの病気は、先生に診ていただければ治るというものではありません。先生は治療についての相談や指導がお仕事。処方した薬で起こる作用・副作用は、**医師と薬剤師のダブルチェック**が必要です。人間がやることに完全なものはありません。それどころか……。頼れる方は皆、頼らせていただきましょう。

# Question 36

# どこまで「生活援助」で認められますか？

はいはい。現在、軽度者の訪問介護の「生活援助」がどうなっていくのかわからない中（限りなく、なくなるとは思いますが）、まったくもってイイ質問ですねぇ。そもそも、訪問介護事業所の「サービスの判断基準」が出ていることはご存知でしょうか？　いいんですよ、知らなくても（嘘）。いま覚えれば（笑）。もっとも、このごろは訪問介護のサービス提供責任者でも知らない人がいる（「身体介護」を知っているかも怪しい）くらいですからねぇ。ではどのようなことが「生活援助」で、どのようなことか「身体介護」なのか、ひもといていきましょう。

**ポイント**　「生活援助」は老計第10号で示されているのさ！

## どんどん介護報酬を下げられている「生活援助」が使えるまでの道のり

### ❶ 訪問介護のサービスは老計第10号に定められている

　時代をさかのぼること、平成12（2000）年3月、介護保険制度がスタートの前月、当時の厚生省老人保健福祉局老人福祉計画課長の名で、といっても本人が理解できていたかは定かでないが、『訪問介護におけるサービス行為ごとの区分等について』という通知が出された。これがいわゆる『老計第10号』というもの（「老計第10号」に関してはネット等でそのものをご覧ください）。
　さて、この中で定義された「身体介護」とは、(1) 利用者の身体に直接接触して行う介助サービス（そのために必要となる準備、後片づけ等の一連の行為を含む）。(2) 利用者の日常生活動作能力（ADL）や意欲の向上のために利用者

と共に行う自立支援のためのサービス。(3) その他専門的知識・技術(介護を要する状態となった要因である心身の障害や疾病等に伴って必要となる特段の専門的配慮)となっています。

　また、この中で「生活援助」とは、「身体介護」以外の訪問介護であって、掃除、洗濯、調理などの日常生活の援助(そのために必要な一連の行為を含む)であり、利用者が単身、家族が障害・疾病などのため、本人や家族が家事を行うことが困難な場合に行われるものをいう、となっています(「生活援助」は、本人の代行的なサービスとして位置づけることができ、仮に、介護等を要する状態が解消されたとしたならば、本人が自身で行うことが基本となる行為であるということができる)。

　さて、「どこまでが生活援助か?」という疑問やよく問題に上がるテーマとして、(1) 掃除と大掃除の区別は? 　(2) 二世帯住宅だけど、「生活援助」は利用できない? 　(3) これって「生活援助」ではなく「身体介護」? の3点に焦点を絞り、話を進めましょう。

## ❷「生活援助」なのか「身体介護」なのか、そこが問題だ
### (1) 掃除と大掃除の区別は?

　介護保険制度は、ご本人の介護事故=要介護認定によって利用できる制度です。したがって、ご本人が日常的に利用している範囲の掃除はできます。この場合も、ご本人の「自立を支援すること」自体が目的のため、先にも記載されていますが、「仮に、介護等を要する状態が解消されたとしたならば、本人が自身で行うことが基本となる行為」ということです。

　そこでの注意は、**ヘルパーさんの価値観**で提供する掃除ではなく、**利用者さん自身の価値観**に沿った掃除を提供するということ。また、訪問介護のサービスは、その指定基準において、「利用者が日常生活を営むのに必要な援助」を行うサービスですから、通常使用している場所の掃除はできますが、「使用していない部屋」の掃除や大掃除の援助はできない、ということになります。

### (2) 二世帯住宅だけど、生活援助は利用できない?

　これも、よくたずねられる質問ですね。ちまたでは、同居家族がいると訪問

どこまで「生活援助」で認められますか？ **Q36**

介護の「生活援助」のサービスが（基本的には）利用できないといわれていますが、これには根拠があります。さかのぼること、平成12年2月、厚生省（当時）から出たお達し、「告示第19号『指定居宅サービスに要する費用の額の算定に関する基準』」において規定されています（詳細は現物をご覧ください）。

　まぁ、簡単にいえば、ご家族と同居している利用者さんで、「家族が障害、疾病等」の理由で家事を行うことが困難な方で、調理、洗濯、掃除等を行う援助であり、さらに、これを受けなければ日常生活を営むのに支障がある方に対して行われるとなっています。

　これは、「居宅サービス計画書（1）」の1番下にある生活援助中心型の算定理由を書くところと関連しています。まぁ、この理由を読む限りでは、二世帯住宅は、同居家族がいるのと同等（同じ敷地内にいる）とみなされているのでしょう。

　ただし、この「家族が障害、疾病等」の「等」がこれまた曲者（笑）。これに対しては、介護支援専門員のアセスメントからとらえる必要性と、保険者がとらえる必要性が合致すれば認められる可能性もあります。そこはそれ、やはり権限のあるそこの保険者にたずねるしかありません。しかしながら、「担当者」が変われば、解釈も変わることもあり、ご注意を！

## (3) これって本当は「生活援助」ではなく、「身体介護」？

　ココ、ココが肝心なんです。現在、軽度者に提供されている「生活援助」の多くは厳密には「身体介護」に該当するケースが多いのが問題でもあります。実は「身体介護」の区分には、「1-6　自立生活支援のための見守り的援助」（自立支援、ADL向上の観点から安全を確保しつつ常時介助できる状態で行う見守り等）というものがあります。

　要介護1・2の軽度者といわれる方々の援助は、ほぼこれに該当するのではないでしょうか。なぜならば、軽度者は、けっこう移動できるし、ヘルパーのしているそばに来て、いろいろとそれはそれはいろいろと、ご要望を出されます。そうなれば、ヘルパーは「移動の見守り」もしなければなりません。さらに、介護保険制度が「自立支援」を目的としている以上、ヘルパーは利用者さんの「ああしてほしい」「こうしてほしい」というご要望に応えつつ、本人ができるところはそばについて見守り、やっていただきます。また、できたことは称賛し、

利用者さんの**意欲の向上**に努めています。これならば、単なる掃除や洗濯や調理の領域を超え、身体介護と言わざるをえないはず。

　では、なぜこうも「生活援助」として扱うことが横行してしまったのか。例の介護支援専門員の教育担当者（モドキ育成者）たちが、訪問介護の専門性を理解していないからかもしれません（そういう担当を選ぶ主催者の責任がとてつもなく大きい）。もっとも、ヘルパーさんも掃除や洗濯なら「生活援助」！と勘違いしている方もいて困るのですが……。

　さる平成27（2015）年の介護報酬改定時に、**個別機能訓練加算等の算定要件**に示された「生活行為向上加算」に伴う、「サービス提供責任者とリハビリテーションの専門家が一緒にアセスメントを行い、生活機能向上を見越した計画を立てることで発生する連携加算」とは、この掃除、洗濯、買い物などの機能向上も含みます。そのため、加算をとるならば、介護支援専門員も、利用者の日常生活の自立に向け、この仕組みを取り入れた支援を意識する必要があるでしょう。しかし、リハビリテーションの専門家でも、その導入時期より以前の「ICFを学んでいない世代」も存在するため、なかなかプランに反映させるのもまだまだ難しいかもしれません。

## とりあえず、**A**nswer

　このように、「訪問介護のサービス」って奥が深い（「暗黒」という意味ではない）のです。掃除や調理、買い物など「生活援助」といわれているカテゴリーのサービスには、掃除の専門家のサービス、配食サービス、注文した品物を届ける宅配などの代替えサービスがたくさんあります。

　一方、ヘルパーのサービスは、あちこち動かれる利用者さんのそばに付き添い、「転ばないように！」と注意を喚起しつつ、洗濯物がうまく干せれば「良くできましたね」と称賛する。訪問前に、掃除しやすいように本人が部屋を片づけてくださっていたら、「できるなら自分で！」と考えるのではなく、「ありがとう」と感謝を伝えるなど。利用者の存在を認め、利用者のやる気や意欲の向上を支えているのです。これは一見、**目に見えない介護**で、「している」本人たちも気づかないのですが（笑）。これこそ「自立支援」に欠かせない援助なのです。

## Question 37

# 「地域密着型のサービス」の特徴って何でしょうか？

地域密着型サービスですねぇ！ このサービスはまだまだ認知度も低く、まだまだ地域の中に根づいているとはいえないようです。しかし、国がとにもかくにも目指している「地域包括ケアシステム」にはなくてはならないサービスのはず。これから需要が伸びていく余地もあり、介護支援専門員も利用方法を知ることによって、というよりもそれでこそ、利用も増えていくというもの。さてさて、どのようなサービスがあり、どのように使用するとよいのかを案内しましょう。

「居宅サービス計画」がいらないもの「も」ある。

> そばにあってもなかなか「密着」とは
> いかないサービスまでのかすかな道のり

### ❶「地域密着型サービス」とは何ぞや
#### (1) 地域ぐるみで支援する

　「地域密着型サービス」が創設されたのは、平成18年の介護保険制度改正時。ここでは、財源が乏しい（その時点。ただ今、不足中）ため、早くからなんとかしなければならないと介護予防重視の考え方が打ち出され、「地域包括支援センター」が創設されました。そこでは、要介護（要支援）状態になっても、できる限り住み慣れた地域での生活が継続できるように、地域ぐるみで支援するための地域密着型サービスが導入されました（その考え方はよいと思います）。そして、それから10年以上経過しました。

まず、このサービスの特徴とは、①指定権者が市町村であること、②その市町村の住民しか利用できないこと、③地域住民と交流が持てるような立地にある、ということです。
　当時は、①夜間対応型訪問介護、②認知症対応型通所介護、③小規模多機能型居宅介護、④認知症対応型共同生活介護、⑤地域密着型特定施設入居者生活介護、⑥地域密着型介護老人福祉施設入居者生活介護などでした。まぁ、「漢字だらけで何がなんだか複雑！」って素通りしようとしている、あなた。ここが大事なところですよ（笑）。
　そして平成24年には、⑦定期巡回・随時対応型訪問介護看護、⑧複合型サービスが加わりました。特に、⑦定期巡回・随時対応型訪問介護看護は、地域包括ケアシステムを見越したサービスとして着目を浴びていました。そりゃ必要ですからね、本来。
　さらに、平成28年4月から、現行の「小規模デイサービス」の中でも**定員が18名以下の事業所**を、「地域密着型通所介護」に移行することになりました。この小規模デイサービスが地域密着型サービスへ移行することになった原因には、小規模デイサービスの過剰ともいえる増加がありました。介護保険制度が財政的に逼迫する中、市町村が指定することで、その地域にそのサービスが本当に必要かどうかの判断が可能となるということなんですね。

### (2) 介護支援専門員が関係するサービスは？

　しかし、介護保険は、サービスが一極集中すると、それを分散するためにまた制度を新設して利益誘導、増えるとまた減らし、また新設して……を繰り返してきたため、業界自体が疲弊してきており、良心的にやろうとすればさらに苦しくなるという問題もあります。
　そんな制度の疲弊の中、この「地域密着型のサービス」で、居宅介護支援事業所の**介護支援専門員が**「**関係するサービス**」と「**関係しないサービス**」がありますので、よくよく注意が必要です。「小規模多機能型居宅介護」や「認知症高齢者グループホーム」などは包括的なサービスのため、施設同様に、事業所内の介護支援専門員が、それぞれの「介護サービス計画」を作成します。一方の「定期巡回・随時対応型訪問介護看護」や「認知症通所介護、地域密着型通所介護」は、

「地域密着型のサービス」の特徴って何でしょうか？ Q37

通常の介護支援専門員による「居宅サービス計画」や「介護予防・支援サービス計画」に沿って提供されるサービスなのです。

## ❷「居宅サービス計画」や「介護予防・支援サービス計画」が必要なサービスの特徴

### (1)「定期巡回・随時対応型訪問介護看護」(対象：要介護1～5)

　これは、1日複数回の訪問ができ、それぞれ滞在時間も柔軟に設定できるサービスです。料金は包括報酬ですので、安否確認のサービスから長時間のサービスまで、時間に縛られず訪問ができます。また、24時間365日緊急コールに対応しており、夜間も必要に応じ、ヘルパーさんが訪問することもできます。また、介護とは別料金ですけど、訪問看護も包括報酬（つまり「出来高報酬」ではない）であり、医療への対応もできるのです（まったく素晴らしいが、やるのは大変）。

### (2)「夜間対応型訪問介護」(対象：要介護1～5)

　こちらは、「定期巡回・随時対応型訪問介護看護」（ちゃんと読まないと間違えます。しかし、これじゃ「膠着語」というよりまさに「孤立語」ですな）と似ていますが、まったく違うもの。定期巡回は24時間サービスですが、こちらは基本的なサービス提供時間は、夜10時から翌朝6時までです。また、報酬も、基本的には包括報酬ではなく、緊急対応をした場合には、その都度料金がかかる仕組み（出来高報酬）になっています。また、医療対応はできません。

　なお、両方とも、契約するとケアコール端末を貸してもらえます。利用者さんやご家族には、転んでしまったとき、急に具合が悪くなったときに、ボタンを押せばすぐにオペレーターが対応してくれるという安心感があるでしょうね。

### (3)「認知症対応型通所介護」(対象：要支援1～要介護5)

　この「認知症対応型通所介護」の特徴として、定員が12名と定められているということと、認知症の診断がある方しか利用できないということがあります。認知症の利用者さんには、認知症ではない方に比べると、個別対応が必要とな

ります。当たり前と言えば、至極当たり前ですが、病気でなくても面倒な方はたくさんいると思いますが……。まぁ、利用者さんが、精神的に不安定だったり、徘徊してしまったり、個別介護が必要な方にはこのような少人数でのサービス提供が必要だし、有効だと思います。

「認知症対応型通所介護」には、必ず機能訓練室があり、歩行訓練など、居宅で自立した生活が送れるようにリハビリを行っています。また、事業所によっては、要介護度が比較的軽度の利用者に対しては、レクリエーションを中心に行っている場合もあり、いずれにしても、利用者さんの状況にあった「機能訓練」を提供してくれます。いやいや、便利なものです。あとはそれらの施設の「人材」（人財とも）しだいですかね。

## とりあえず、Answer

「地域密着型のサービス」は、市町村が、その地域の需要と供給に合わせて指定ができるということ。また、特に「定期巡回・随時対応型訪問介護看護」のサービスは、一見、幻のようでもある「地域包括ケアシステム」を見越したサービスで、包括的で短時間から長時間、さらには１日何回訪問しても包括的な費用で済みます。

このようなサービスを提供する事業所って負担が大きいんじゃないの？　と考えがちですが、それがまぁ意外や意外、一度サービスを始めると、利用者さんにとっていちばん良い支援方法は何か？　とオペレーター（サービス提供責任者）が考え、自社で「週間サービス計画」を作成して訪問することができるのです。だから、介護保険でこれは「できる」「できない」という縛りがない分、利用者さんの希望通りのサービスができ、今のところはやりがいを感じているようです。いずれにせよ、詳細は、各保険者、最寄りの事業所へおたずねください。

## Question 38
# 「居宅サービス計画」に インフォーマルなサービスを 入れる方法は？

うううん……。居宅サービス計画のサービス内容や種別が、どうしても介護保険のサービス提供事業者（いわゆるフォーマル）中心になってしまうのもしかたがないのかな。私もそうでした（笑）。なぜならば、介護支援専門員は給付を管理する役割が主な仕事ですからねぇ。また、**利用者さんやご家族**がしていることって「当たり前」といえば当り前だし、いちいち計画にあげなくてもねぇ……と、とらえがち。とはいえ、研修の講師の中にも、「できていることまで書くことはない！」という、指導者にあるまじき方もいるとかいないとか（笑）。ちなみに「入れるか入れないか」は利用者さんが決めることなんだよなぁ……。

 利用者さんの日常生活をしっかり把握する。

## 新ケアプランにインフォーマルな サービスが出てくるまでの道のり

### ❶ 日常的に家族がしている援助を表出する

　はじめに、家族に囲まれて生活している方に対して、「インフォーマル」な支援を登場させる視点です。

　「要介護状態」にある利用者さんは、何かしらの支援を家族から受けている方が多いでしょう。たとえば、日常生活動作の一連の流れの中で、転ばないように注意を喚起して、転倒しないように見守る。トイレの中で、うまく用が足せるように座り方を説明する。お風呂の中で、手の届かないところを介助する。本人に食べやすいように食事をつくる。必要時に介助する。病院へ行くために、

車を運転して同行する。隣人の訪問時にお茶を出して一緒に談笑する……などなど。

このように**家族がしている、利用者さん本人の自立支援はさまざま**あるのです。このような支援があればこそ、利用者さんの現在の生活が維持されているともいえますよね。であれば、これらの援助を居宅サービス計画に記載しないのはおかしいでしょう？　でも、それじゃあ、家族負担の軽減につながらないじゃないか！　そりゃそうです。でも、いくらサービス提供をしたところで、家族介護者が日常的にこれらをしていることは事実なんですから。

そこで、「賢い」介護支援専門員のあなた！　なるほど、家族がしている援助を計画に落とし込むにはどうしたらよいのか？　どのように「生活全般の解決すべき課題」としてとらえ、どのような文章を書けばよいかと考えたのではありませんか（笑）。

そうです。このようなサービスを入れ込むためには「課題」や「目標」が必要になってきますよね！　さて、どうしたらよいのか？　ぐんぐんに進んでいきましょう。

### ❷ 利用者さんのネガティブな感情をポジティブに変換する

多くの利用者さんは、「息子にはこれ以上迷惑をかけたくない」「嫁の世話にはならないで生活したい」「娘に心配をかけないで生活したい」などなどおっしゃいますよね、たいがい。

ただし、現実には息子さんなどが、調理・買い物・洗濯などの家事をこなしたり、通院介助をしたりしています。また、お嫁さんは食事を作って部屋へ運んだり、健康状態を気遣っています（たぶん）。さらに娘さんは、週に１回帰省し、家事や隣近所へあいさつしたりしています（おそらく）。このような状況で、家族介護者の存在を無視することはできません。

では、どうすればよいか？　介護支援専門員が利用者さんのつぶやく**ネガティブな感情を、ポジティブな感情に置き換えられるように言い換え**、本人の気持ちの中にある「真の意向を引き出す」ことです。その前にあなたが愚痴ってしまってはいけませんよ。

そうですか、息子さんには迷惑をかけたくないと考えていらっしゃるのですね。今のお話を伺うと、息子さんが朝から、お洗濯やお掃除、そしてご飯もつくられて出かけているとのこと。いや〜、本当に頭が下がります。

そうだねぇ。よくしてくれているよ。この前もさ、咳こんだら『病院へ行こう!』って心配してくれてね。もう、あの子だけが頼りなんだよ。

なるほど、息子さんが頼りなんですよね。では、こうしませんか。『息子さんを頼りにこの家での生活を続ける』な〜んてどうでしょう？ 現に今はそういう状況ですし、息子さん(息子を嫁や娘に置き換え可)もお母さんがようやくその気になってくれたって安心するかもしれませんよぉ。

　まぁ、さしずめ、「生活全般の解決すべき課題」は、息子を頼りにこの家での生活を続ける、「長期目標」は息子を頼りに生活を継続できる、「短期目標」は1日の出来事を語り合い、労をねぎらい感謝を伝えられる、「サービス内容」は、掃除、洗濯、買い物、食事の提供、日常生活で転ぶことがないように支援するで【担当者・息子】。
　「夕食後には1日の出来事を語り合い、息子さんの労をねぎらい、感謝を伝える」【担当者・本人】。

　　　※　この他に、通院介助などがあると思いますが、それは「健康状態」を維持するための課題欄に、サービス内容：通院介助　【担当者・息子】と入れます。

## ❸ 利用者さんは「地域の一員」であることを意識する

　現在は少子高齢化が進み、地域の中でも家族と同居されずに1人で暮らしている方がたくさんいます。まったくの1人暮らしという方もいます。このような方は「インフォーマル」なサービスであるご家族を登場させることは難しい。
　けれど、そのような状況であっても、**実は我々は地域の方々に見守られて生きている**のです。平穏なときには気づかなくても、いったんことが起きたときはそこはそれ、お互い様。地域の方々が「怪我はないか」「大丈夫！」「良かった。無事で何より」など、お互いに励ましの言葉をかけ合っているのです。
　そこでご家族がいない場合でも、個人情報保護に注意しつつ、地域との関わりについてリサーチしましょう。たとえば、「回覧板を回している」「点灯運動

がある」など、これらは安否確認にもつながります。また、公民館活動や自治会活動、サークル活動、（ナーバスな問題でもあり、注意も必要ですが）本人が信仰している宗教関係者との関わり、などなど。さらに、本人は当たり前ととらえている民生委員さんやケースワーカーとの関わり、保健師さんや友人。また、施設の中ならボランティアさんや保育園児たちとの関わりなどもあるかもしれません。

　このような関わりを見つけるためには、介護支援専門員は、その土地で行われている風習・慣習などにも興味を持ちましょう。実際はいろいろ行われていても、サービス内容に登場してこないサービスになってしまっているかもしれません。もったいない話ですね。

## とりあえず、Answer

　さて、利用者さんに、インフォーマルな支援を入れるためには、利用者さんの生活を1日、1週間、1か月、1年という具合に、**時間軸のスケールを広げていく必要もあります**。そして、これらの支援を継続するための「解決すべき生活全般の課題」を見つけ出して記載の上、目標設定をし、さまざまな支援内容を記述していくことで、インフォーマルなサービスを記載することができると思いますよ。

　例えば、年間行事として考えてみますと、春祭り・夏祭り・収穫祭・クリスマス会・初詣など。日本には四季があり、それに応じて様々な文化伝統が継承されています。実は、高齢者は、このようなときには、それまでに蓄えた力（能力）を驚くほど発揮します。

　そこで「居宅サービス計画」作成時には、地域で行われているお祭りの話題などを積極的に取り上げることによって、ご家族ですら忘れている何かを思い出すかもしれません（地域の方が訪問して来たりするなど）。いずれにせよ、長期目標の期間が1年くらいを設定しているのであれば、年間を通したニーズを導き出す必要があると思いますよ。

# 「インフォーマル」なサービスを増やすにはどうすればよいか？

なるほど、インフォーマルなサービスですか。まぁ、社会資源といってもさまざまです。遭遇できてわかる、その社会資源のありがたさ。よくよく調べないと、「ただほど高い物はない」になりかねません（泣）。ご家族が行っている援助については「Q38」(P.171)やさまざまな場面で触れているので、ここでは「家族以外」の社会資源について案内し、それらを頼る（増やす）方法をお知らせします。

 自分の地域で社会資源をつくっていく。

> いったいどこにあるのかないのか、
> 地域の社会資源発見までの道のり

### ❶「町会」「公民館活動」のメンバー、すべてが社会資源になりうる
**（1）いざとなったら助け合う**

　つまるところ、自分も含め、「使える者は誰でも使う」ということ。高齢社会とは、そういう支え合う社会なのです。さて、みなさんが住むところでは、回覧板の風習は残っているでしょうか？　もし、残っているとすれば、この回覧板を回す地域のメンバーをまずは「隣組」と称しましょう。まだみなさんは若い上、仕事に忙しく、隣組の付き合いには参加していないかもしれません。いえいえ、もしかしたら、その地域の役員をしている方もいるかもしれませんね。あるいは、隣組という組織もなく、近所づきあいも希薄になっている地域にお住まいかもしれません。でも、日本には古くから、いざとなったら助け合

う、そんな精神は受けつがれており、それが隣組です（めんどくさい関係ともいえる）。近年、多くの震災に見舞われてきた日本では、そのような関わりがまだまだ存在していることを強く感じています。

　介護支援専門員ははじめに、自分が仕事を展開している地域の町会や公民館活動に着目し、機会を見つけて、その活動に参加するとよいでしょう。そのような場所を見つけたら、そこの長たる人にコンタクトを取っておくことはお勧めです。その地域に利用者さんがいようがいまいが、かまいません。何かあったら自分の事業所を頼りにしていただける、あるいはその人々を頼りにする、つまり、「有事」の前からそんな人間関係を築いておくことが重要なのです。

　利用者さんを取り巻く環境には、「民生委員」や「社会福祉協議会」がしている「日常生活支援事業」などのサービスも存在します。さらに、利用者さんが疾病により判断力の低下が認められる場合には、「成年後見制度」の導入も考える必要が出てきます。ここまで行くと弁護士さんとの付き合いも発生してくるでしょう。

　もっと利用者さんの近くを探索すれば、大家さん、八百屋さん、花屋さん、和菓子屋さん、本屋さん、クリーニング屋さん、文房具屋さん、豆腐屋さん、あるいはコンビニエンスストア、ファミリーレストラン、宅配業者さん、さらには清掃局の職員さん、交番の警察官、お寺の住職や神社の神職など。

　この方々のように、その地域の中で何らかの「事業」を展開している人々であれば地域の方々に無関心であるはずはなく、頼りになるのです。もちろん、ある程度の人選は必要でしょうが、「困ったときはお互い様精神」で強いパワーを発揮してくれることも多いのです。

**(2) 頼る気持ちになれるように支援する**

　しかし、そのように地域で生活してきた人々でも、加齢に伴い、自分のことが思うようにできなくなったとき、なるべくならば他者の世話になりたくないと考えますが、それは当たり前のこと。それまで長年、老人会の長をしてきた方でも同様であり、「いざ」自分が要介護状態となってしまうと、その老人会活動に参加するのを躊躇してしまったりもします。

　しかし、「長老」となった方たちがやってきたこと、文化伝統を守り伝える

役割はなくてはならないもの。地域に住む若者たちも順番に「長老」の方々に育てられ、要介護状態となっても、その方の「存在」を頼り（あるいは大事）にしたいのではないかと思います。介護支援専門員のやるべきことは、「他者の世話になりたくない」とのたまうご本人に、その方が地域の中でしてきたこと、たとえばお祭りの準備、交通安全のパトロール、消防団活動、一灯運動の推進、防災訓練や婦人会活動などなど、それらの活動の話を伺いながら情報やヒントを入手することです。それらの活動は、地域に必要な活動であり、**若人も頼り（大事）に思う気持ちがある**ことを伝え、これらの社会資源を頼るという気持ちになれるように促し、支援しましょう。

すでに、地域の方々が介入している場合も考えられ、1日、1週間、1か月の生活状況を丁寧に伺い、人々との「交流状況」の有無を意識的に引き出すことが重要です。

居宅サービス計画の例（「環境」の課題）

| 課題 | 長期目標 | 短期目標 | サービス内容 | サービス種別 |
| --- | --- | --- | --- | --- |
| 地域の人々との交流を絶やさず生活したい。 | 地域の一員として他者と関われる。 | 夏祭りの手伝いを継続できる。 | ①地域の情報を伝える。<br>②定例会にお誘いする。<br>③夏祭りについての相談・助言。 | ①訪問介護・通所介護など<br>②婦人会役員<br>③本人・娘 |

## ❷ 社会資源マップを作成しよう！

現時点で「社会保障審議会」で議論されているのがこれ。**軽度者における訪問介護の生活援助**です。「Q36」（P.163）の「訪問介護のサービス」の項で記載しておりますが、利用者さんが軽度者で、移動することができるのであれば、掃除や洗濯などの支援は自立支援の見守り的援助として「身体介護」とする（べき）と思います。

でも、これが買い物となると、利用者さんが「同行しない」場合は、明らかにヘルパーの代行的な支援となってしまい、「生活援助」となるでしょう。し

かし、買い物だけできないからといって訪問介護を利用するのは、介護保険制度の無駄遣いととられかねません。代行だけで済むのであれば、地域の中で行っている宅配サービスを利用する方法もあります。昨今、宅配サービスでも、「利用者さんの安否確認」はしてくれるところはありますからね。

　もし、軽度者の「生活援助」が「総合支援事業」に組み込まれるようになれば、ますます今後は、掃除・洗濯・買い物・調理といった代行サービスが多く進出してくる可能性もあります（儲けしだいですが）。介護支援専門員には、それぞれ事業を展開している地域の社会資源マップを作っておくことをお勧めます。実際、訪問先の事業所で、事務所の壁に地域の資源マップを張り出しているところもすでにあります。それを見ると、こういう事業所に頼みたくなっちゃいますね（笑）。

　しかし、民間サービスでやっているところは、そこはそれ、商売です。儲けが見込まれなければ、ボランティアでは存在しえません。その「存在」の確認を定期的にしておかなければならないでしょう。

## とりあえず、Answer

　地域の社会資源は、まさしくその地域の結束力を示しているともいえます。介護支援専門員として、あなたがその街に「登場する以前」の昔から続いているのです。その資源を利用するのであれば、まず自分もその活動に参加してみましょう。他者を利用するという視点だけではなく、自分も活用していただきましょう。そのためにも、「自分を知っていただくこと」も必要です。

　一方、地域によっては結束が弱く、希薄な自治体もあるでしょう。このようなところでは、「新たなサービスの構築」が必要かもしれません。そんなときは、自分1人では難しいけれど、発起人になることは可能です。自分のため、人のため、周りの事業所や地域包括支援センターや保険者も巻き込み、計画を立てて、地域を元気にするのも今後の介護支援専門員のこれからの地域での役割かもしれませんね。

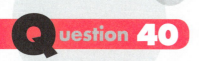

# 支給限度額を「めいっぱい使いたい！」という方。どうすれば？

まだ、そのような方がいらっしゃいますか。たしかに、介護保険制度がスタートした当初は、今まで保険料を支払ってきたのだから、**利用できるものはできる限り利用したい**といわれる方もあって、介護支援専門員もいろいろと苦労しておりましたが……。逆に重介護の方では、支給限度額が足りないなんていう事態もあったりして、介護支援専門員は、常に支給限度額には振り回されているのは変わりませんね。では、どのようにしたらよいのかを案内しましょう。

 生活を1日・1週間・1か月単位で考える。

> 「使えるもんなら誰だって使いたいのさ」
> というエゴ対策への道のり

### ❶ 介護支援専門員は利用者に総額を説明した上で利用料金を伝えるべし

　介護支援専門員は毎月、「利用票および利用票別表」を作成することで、利用者さんの利用料金を計算し、モニタリングなどのおりに、「今月はいくらかかりますよ」という説明をしているので、利用者さんの自己負担金は把握していることと思います。

　「2割給付」になった方からは「大変だぁ」と嘆かれ、**もう、毎月費用の説明は大変だぁ**とこぼすあなた。ところで、その利用者さんが利用している1か月の総額は、……気にかけていますか？　そうです。支給限度額は単位表記、

それに各地域の保険料が加えられ、単位数の約10倍が総額として使える金額となるわけです。ここで改めて数値を表記しておきましょう。

単純計算　1単位を10円として計算しました（2019年10月以降）。

要支援1　＝　　5,032単位　　 50,320円／月
要支援2　＝　 10,531単位　　105,310円／月
要介護1　＝　 16,765単位　　167,650円／月
要介護2　＝　 19,705単位　　197,050円／月
要介護3　＝　 27,048単位　　270,480円／月
要介護4　＝　 30,938単位　　309,380円／月
要介護5　＝　 32,617単位　　326,170円／月

　要支援の方でも1か月5万円以上使用でき、要介護5の方なら1か月36万円以上の金額が利用できるんですよ！　この支給額が高いか低いかは別の問題としても。介護支援専門員は、これらの金額を動かしているという認識をもち、無駄な給付はしないという心構えが必要でしょう。

　そこで、利用者さんやご家族の方にも、今月分の総額を説明した上で、「これの1割（あるいは2割か3割）なのでこの金額になります」と説明しましょう。ところで、「負担増額」の方の中には、利用を抑制している人もいるようです。今後は、この方々の状態悪化が問題になってくるかもしれません。よくよく注意して関わりましょう。

## ❷ 無駄遣いをしない、「効果的なサービス」の提供方法

　これは、「居宅サービス計画書（3）」の「週間サービス計画表」の作成にも関係する問題でもあります。さて、利用するサービスを確定したら、次は頻度を考えます。「居宅サービス計画書（1）（2）」ができつつある段階ですので、まだそれらを作成していない方はそちらを先に作成しましょう。ふふふ。

　1日の生活を把握した上で、1週間の生活を、この「週間プラン」に落とし込みます。このときに、利用者さんの生活を阻害しないように、バランス良くサービスを入れ込みます。特に注意が必要なのは、「通院」です。整形外科などは、毎日、行かれる方もあるし、病状が落ちつき、ひとりで出かけられない方は、

## Q40 支給限度額を「めいっぱい使いたい！」という方。どうすれば？

主治医への受診が1か月に1回という人もいます。まずは、「家を留守にするのはいつなのか」を把握し、「何時頃病院へ行かれているのか」。病院では「受診から薬をもらう時間はどのくらいか」等々を把握します。

次に、家族の支援を受けられる方は、1週間のうちに家族が来る曜日を明確にし、「週間プラン」を利用しながら、**1週間の生活を「可視化」（見える化）**することで、自分たちの生活に「他者がどのように介入してくるか」を初めて理解ができるのだと思います。「支給限度額まで！」と叫んでいた（？）方でも、「こんなに人が来るの！」あるいは「出かけるのぉ！！」ということがわかれば、声のトーンが小さくなるかもしれません。

さて、逆に作成時に、介護支援専門員が必要だと思い、頻度の提案をしても、「サービスが入るとかえって大変だから、最小限でいい」と言っていた利用者さんも、1か月後のモニタリング時には、「もう少し増やしたい」と言うかもしれません。そのときにはすぐに増やすことを考えず、現状を維持していることや、できていることを称賛し、日本人お得意の「もう1か月様子を見る」ように提案しましょう。状態の悪化が考えられる場合はこの限りではありません。

## とりあえず、Answer

どの解答でも、譲れない考えの基本ですので、触れているところなのですが、介護保険制度を利用するということは、利用しっぱなしではなく、毎月のモニタリングや更新時のサービス担当者会議など、介護支援専門員はもちろん、利用者さんたちにも**課せられている課題**は多いのです。ましてや、保険者による「ケアプラン」点検が行われ（と言いつつ、役所の人々が点検しているわけではないですがね！）、「自立を目的にした支援がなされていない」ともなると、報酬返還になるやもしれません。まぁ、お役所が「きちんとその根拠が言えるかどうか」は甚だ疑問ですが。

それにしても、利用者さんやご家族からの**いいなりプラン**からはぜひぜひ脱却するためにも、良くも悪くも変化する介護保険制度を十分に理解した上で、説明するように心がけましょう。

## Question 41

# サービス事業者との「ファーストコンタクト」の際の注意事項は？

介護支援専門員になった方のすべてが、介護保険制度のシステムに精通しているわけではありませんからね。必ずしも**サービス事業者さんとの「やりとり」**などがあることを知っているとは限りませんね。ここではその地域のフォーマルな社会資源との関係作りも含めて案内しましょう。

 結局は「営業力」！ 自分を売り込むのです。

## サービス事業所までの意外と近い道のり

### ❶ 介護保険制度での「仕組み」とは

　「居宅サービス計画」が作られる過程は理解できていますね。利用者さんたちが「これが欲しい～」「あそこに行きたぁぁい」と言っても、「はいはい」とそのサービスをあてがうものではありません（笑）。

　ケアマネジメントの「PDCA」については「Q01」（P.10）で説明しておりますので、ここでは簡潔に案内します。まずは、利用者さんたちに、介護保険制度の仕組みを説明し、利用者さんたちから居宅介護支援事業所として選ばれた後、「居宅サービス計画」の作成方法を理解していただけるように説明します。その上で、アセスメントといわれている情報収集・分析をし、生活全般の解決すべき課題を導き出します。

　次に課題を克服するための「長期目標」「短期目標」「サービス内容」を決め、

### Q41 サービス事業者との「ファーストコンタクト」の際の注意事項は？

そのサービス提供に適している「サービス種別」を選別。利用者さんたちがその地域の中にある「サービス事業所」を選択できるように支援します（勝手に選んでください！じゃいけません）。このときに利用者が選択した事業所に、介護支援専門員が「サービス提供依頼」を出して、サービス提供が可能かどうかを伺い、可能な場合には、「居宅サービス計画」（原案）などを提示します。

最終的にはその**利用者さんを支えるためのチーム編成**を行って、そのメンバーを一堂に会し、「サービス担当者会議」なるものでチームの方向性を説明し、同意を得るという過程でしたね。もちろん、この過程は法令遵守をしつつ、臨機応変に変動することもありますが、プロセスを無視して優柔不断に変更されては、のちのち自分が困ることになるかもしれません。ゆめゆめルールは守りましょう。

### ❷ できそうでできないもの、それが「人脈づくり」である

さてさて、長年、同じ地域で、なんとなく介護支援専門員の仕事をしていると、自分なりのチーム編成（人脈）がそれなりにはできてきます。もちろん、サービスを選択するのは、利用者さんですが。この**「人脈づくり」を行うのは、介護支援専門員であるあなた自身**です。そこで、自分が働く地域や街にある、「フォーマルな社会資源」を探してみましょう。まぁ、「社会資源」の発掘については「実務研修」でもやったとは思いますが、あれはインターネットで検索した内容を転記すれば作成できちゃいますからねぇ（笑）。今度はいよいよ実践です。

さまざまなサービス事業所に出向き、あなたという人を知っていただきましょう。もちろん、居宅介護支援事業所の所長や主任介護支援専門員に同行していただいてもかまいません。もちろん、そのときには同行してほしい「理由」を伝え、「同行依頼」をするのがマナーですよ。

### ❸ 訪問は「就活面接」と同様と心得える

さて、訪問した際にすることをお伝えしましょう。
#### （1）持参するもの
拡大地図とマーカー、メモ用紙、自分の名刺と名刺入れ、身分証明書、会社

のパンフレット、利用依頼書（サービス提供するときに渡す書類）はクリアファイルか封筒に入れる。相手からいただくパンフレットや利用申込用紙を入れるためのファイル。

### (2) 訪問手順
1. 身だしなみを整える。持ち物点検し、笑顔を蓄えていざ出発！
2. 車や自転車など、停車する場所を考慮する。
3. チャイムをならす、またはドアを開け、あいさつする。
4. 管理者が在所している場合には、管理者との関わりを深めましょう。いない場合には、後日連絡してから、再度伺うことを伝えておきます。
5. 自己紹介の後、お時間をいただく旨を説明し、相手の了承を得ます。相手に時間があるときは、持参したパンフレットを入れた封筒を差し出し、中身を見せて、自社の会社概要について案内します。管理者不在や時間がないなどの場合は、パンフレットなどを手渡し、相手の事業所のパンフレットをいただきましょう。
6. 利用申込用紙があればいただきましょう。事業所によっては、利用申込用紙を用意して、そちらに「必要事項を記入する」形式を取っているところもあります。
7. 面談が可能な場合には、サービス依頼の方法を伺いましょう。FAX、メール、電話でのやりとりなど。サービス事業者は、サービス依頼の相談を受けたら、「サービスの申し込みにおける調整」（空き状況の確認、受諾できるかを検討）を行います。
8. 利用申し込みを調整する人の名前を伺っておきます。このときに対応してくれた方が担当者であればよいのですが、そうでない場合には、担当者の方の名前を把握して、自分が頼りにできる方を教えていただきましょう。
9. 対応してくれたことに感謝を伝えます。ドアを出るときにも中を向き一礼します。

### (3) サービス事業所の誰を頼る？
訪問介護事業所の場合は、「サービス提供責任者」です。この方々は、自分

## サービス事業者との「ファーストコンタクト」の際の注意事項は？ Q41

　もヘルパーとして働いているため、日中不在もかなり多く、訪問しても「いない」可能性があります。不在の場合は、事業所で対応してくれた方に、サービス提供責任者の都合の良い時間などを伺いましょう。

　訪問看護事業所は、管理者に頼ります（コーディネーターと呼ばれる方もいます）。事業所によっても違いますが、多くはすべての方が看護師として働きに出るために留守の可能性もあります。訪問して会えない場合には、FAXを入れて、伺いたい旨をお伝えし、面談できる時間を返信していただけるように依頼しましょう。

　訪問リハビリテーションの場合は、管理者（コーディネーター）で、こちらも訪問看護同様で、訪問系のサービスは、他の施設に併設されている場合も考えられます。その場合には、施設の総合窓口で要件を伝え、該当者に面談を申し込みましょう。

　通所系サービス事業所では、相談員です。通所系サービスは誰かしら職員が対応してくださるでしょう。ただし、そこには利用者さんもいるため、多くの時間をいただくことは難しいでしょう。手短に用件を伝え、入手できるものをいただきましょう。また、好意的な対応をしてくれた場合には、「見学」をさせていただくとなお、よいでしょう。もちろん、後日見学の約束を取り付けておくのもよいと思います。

## とりあえず、Answer

　事業所を訪問するのは、**頼りにできるメンバー**を探す（増やす）ことに他なりません。そこでは、働く人々や環境も把握できますよ。もちろん、訪問系サービスでは、担当者となかなか会うことも難しいですが、そういう事業所は、評判が良いのかもしれません（単に人手不足かも）。通所系サービスは、職員さんの働きぶりで、利用者さんへの尊厳保持がなされているかも把握できます。もっとも、一場面だけでの判断は危険ではありますが。

　宣伝のために訪問し、相手を理解する。これは対人援助の基本中の基本です。まずは相手に敬意を示すことが大切なのです。

# 第5章
# サービス担当者会議

# Question 42

# 初回の「サービス担当者会議」の開き方が知りたいです！

そうですね〜、初回からつまづいたら嫌ですものね、利用者さんが（笑）。さて、サービス担当者会議の開催方法ですね。初めての方のケースならば、サービス担当者会議の必要性も理解しやすいですが、軽微な変更や更新の場合、その都度開催するのはめんどくさい（失礼）だろうし、大変です。**「大変だ」、でも「必要だぁ！」** と思考を逆転できるように案内を試みましょう。

 **サービス提供事業者側が行う「アセスメントの時間」を確保せよ！**

## やってから出すか、出してからやるか、ケアプラン案までの道のり

❶ 「居宅介護支援の展開方法」（ケアマネの仕事の流れ）を利用者さんにわかるように説明する

　利用者さん側に「早急に解決したい事案」があったとしても、自分（居宅介護支援事業所）のサービス提供の方法は、気おされずに十分説明しなければいけません。現在の介護保険制度は、支援者（市区町村）が必要に応じて救済措置を取る、かつての「措置制度」とは違います。利用者さんおよびご家族が「必要があれば」申し込み、手続きを経てサービスを選択し、各種支援を利用する制度なのです。ですから、介護支援専門員は、「居宅介護支援の展開法」（仕事の流れ）をしっかり利用者さんなどに説明しつつ、サービスがスタートするまでの「工程表」を作成し、初回の「サービス担当者会議」までの調整に必要な時間

を確保します。

## ❷ 初回のサービス担当者会議の開催方法の手順について

### (1) 利用者さんにサービスの選択に資する援助（情報提供）を行う

利用者さんには、「居宅サービス計画」（原案）に位置づけた**サービスの提供事業所と事前に面談**していただき、各事業所から、利用者さんがそれぞれの特徴やサービス提供方法などの説明を受け、契約の締結に至る時間を確保します。

### (2)「居宅サービス計画」（原案）を渡し、事前のアセスメントもお願いしておく

この作業は、(1)の作業と並行して行います。サービス提供事業所は、各「サービス計画書」を作成する必要があります。ですから、サービス提供事業所には、利用者さん宅を訪問し、**サービス事業所としてのアセスメント**をお願いし（というか義務なんですが）、各介護計画書の原案を作成します。

### (3) 専門的な意見をまとめる

(2)の段階で、重要視されるのが「短期目標」です。なぜなら、サービス提供事業所は、「居宅サービス計画」に位置づけられている「短期目標」を課題としており、その課題の達成に向けた「介護サービス計画書」を立案するのも仕事のうちだからです。各担当者がそれぞれアセスメントを行い、**「短期目標」の妥当性**を判断します。そして、もし妥当性が図れない場合には、「サービス担当者会議」において、「短期目標」について専門的な見地からの意見としてその旨を伝え、「じゃあどうするか」という提案がなされます。

### (4)「サービス担当者会議」の検討項目を考え、サービス提供事業所に伝える

「居宅サービス計画」の「サービス担当者会議の要点」（第4表）では、「検討した項目」となっています（記載例はP.191）。このため、介護支援専門員の多くが、サービス担当者会議後にこの帳票を作成すればよい！と判断しています。これは甘い!!　会議をより効果的に行うには、**「会議前」に参加者へ「検討する項目」（議題）を提示**してこそ、参加者全体が会議に向けた準備ができるのです。

❸ **検討する項目は、「短期目標」の妥当性にこそ、ある**

　「居宅サービス計画」は、利用者さんが「その人らしい生活を取り戻す」ため、現在抱えている「困りごと」が解決に向かうように作成された計画書です。介護支援専門員は、利用者の「生活全般において解決すべき課題」を抽出し、それに向かっての長期目標・短期目標を抽出しています。

　サービス担当者会議では「生活全般において解決すべき課題」として、「利用者の健康状態に関する課題」「日常生活動作に関する課題」「他者との交流等に関する課題」「地域や家族に関する課題」について導かれた短期目標の妥当性について、サービス提供事業所と、「どう思いますか？」などと協議するのです。

**【サービス担当者会議で検討する項目】**
(1) 利用者・家族の意向を共有する。
(2)「利用者の健康状態に関する課題」に対する短期目標の妥当性。
(3)「日常生活動作に関する課題」に対する短期目標の妥当性。
(4)「他者との交流等に関する課題」に対する短期目標の妥当性。
(5)「地域や家族に関する課題」に対する短期目標の妥当性。
(6) 主治医からの照会内容を話し合う。
(7) 参加できないサービス提供事業所からの照会内容を発表する。
　　※　もちろん、この「短期目標」は居宅サービス計画に位置付けられた、具体的な文章が記載されます。

## とりあえず、Answer

　利用者さんの状況を考えると、必要なサービスをすぐにでも利用したいところでしょう。しかし、居宅介護支援事業所（介護支援専門員）には、法的にもさまざまな制約があるのです。だから余計、はじめが肝心なのです。サービス提供事業所がしっかりと事前訪問に行って、きちんと「専門家の視点」でアセスメントをしていただくこと。そして、会議において、サービス提供事業所どうしが、それぞれの視点や見解による、互いの意見や考えを伝えられる場となるように進行すること。いわゆる、根回しが必要な仕事なのです。

初回の「サービス担当者会議」の開き方が知りたいです！ Q42

## サービス担当者会議の要点

第4表

| 利用者名 | 玉前 和子 殿 | | | | | | |
|---|---|---|---|---|---|---|---|
| 開催日 | ○○年○月○○日 | 開催場所 | 玉前宅 | 開催時間 | 14:00～14:40 | 開催回数 | 初回 |
| | | | | 居宅サービス計画作成者（担当者）氏名 | | | |

### 会議出席者

| 所属（職種） | 氏名 | 所属（職種） | 氏名 | 氏名 |
|---|---|---|---|---|
| 高原通所介護 | 山中 | | 夫 ○○ | |
| 浜センター（訪問介護） | 宮古・増田 | | 母 ○△ | |
| NPO活動センター | 小池 | | 娘 ×○ | |

### 検討した項目

①短期目標を達成するための具体的なサービス提供方法および注意点について　優先順位の順番に沿って（参加・心身機能・活動・環境）
②本人・家族の意向を共有　③主治医の意見より（照会）

### 検討内容

①-1 家事活動を再開するために。①-2 活動性を維持・向上するために。①-3 健康状態を維持し、効果的なダイエットを行うために。①-4 本人家族がお互いにストレスをためないために。
②本人の意向：すべてを一度にはできないと思う。ゆっくりとやっていきたい。②夫の意向：新しい生活が始まる気分。どうなるか楽しみ。②母親：どうなるか心配。うまくいくと気が楽になると思う。
②娘の意向：今まで と同じようにサポートしたい。
③血圧は安定している。服薬体調管理に努める必要がある。精神的な安定が重要。

### 結論

通所介護より。①片手で使用できる福祉機器を使用して、座ってできる作業を提供する。②-1 活動前には、立位の安定を図るために、足踏み訓練や立位保持訓練を行う。②-2 個浴ではスライドボードの使用ができるように訓練する。③定期的に体重測定をして記録を行う。④本人をはじめ家族と情報交換を行い、相談助言を行う。
訪問介護より。①調理では通所介護や障害施設で体験したことを復習する。掃除を一緒にしてできる範囲を広げる。②-1 は同様。
③記録物を点検しアドバイスを行う。④母親や夫、本人、娘などその時々に必要な相談助言を行う。

### 残された課題（次回の開催時期）

①片手で使用できる福祉用具の購入など必要に応じて提案する。
②入浴は個浴の訓練を行い、本人に自信が付いたら、自宅でもサービスを利用して開始する。

## Question 43

# サービス担当者会議を開催する目的を教えてください。

これって、どこから説明したらよいのやら、ややこしい質問です（笑）。一応サービス担当者会議は、要介護認定の更新の時期、利用者の状態の変化に応じて、「居宅サービス計画の更新時」に開くことになっています。さらに、このときに開催せず、その期間が続いてしまうと、「運営基準減算」なるものの対象となるため、しょうがないからサービス担当者会議を開催しているなんていう方も、……いてほしくないなぁ。減算対策も目的のひとつといってしまえばそうなんですが、本来の目的ではありません。さて、サービス担当者会議とは何をするところなのか？　ご案内いたしましょう。

 それぞれの「専門的な見地」からの意見を求める場。

[ やる気があってもなくても、
「サービス担当者会議」までのもやもやした道のり ]

❶ ここでこそ、「ケアマネジメント」を展開するのだ！
　これは、ずばり、介護支援専門員が行うケアマネジメントの展開に欠かせない「行為」（作業）です。厚労省が示しているケアマネジメントとは、「利用者が地域社会による見守りや支援を受けながら、地域での望ましい生活の維持継続を阻害するさまざまな複合的な生活課題（ニーズ）に対して、生活の目標を明らかにし、課題解決に至る道筋と方向を明らかにして、地域社会にある資源の活用・改善・開発をとおして、総合的かつ効率的に継続して利用者のニーズに

**Q43** サービス担当者会議を開催する目的を教えてください。

基づく課題解決を図っていくプロセスと、それを支えるシステム」とされています。

ただ長い。それに……、「誰」がいちばん、ちょこちょこ制度を変えたり戻したり、妙なものを立ち上げたりと、利用者さんの生活を「阻害」したり、「不安定」にしているのかを考えてほしいところですね。それはさておき、ううん、句読点のない文章が続くと読みにくい。ここでは簡潔に「**利用者のニーズに基づく課題解決を、利用者が生活する地域の中において総合的かつ効率的に継続していくこと**」としておきましょうか。

介護支援専門員は、「ケアマネジャー」とも呼ばれるように、このプロセスとシステムを監督する人なのです。だから、はじめに実務研修を受け、介護保険制度のシステム（仕組み）は、こう、監督業務というのは、こう！と学びます（実際は自分でテキストを読まないと教えてもらえる可能性は低い）。しばらくテキストを読んでいない方は、介護支援専門員の研修体系がコロッと変わったのを機会に「新テキスト」を再読するのが自己研鑽の近道かもしれません。テキストはなかなか良くなりましたよ。

本来、この実務研修では、サービス担当者会議の目的や開催手法を学ばなければなりません。しかし、実務研修では、アセスメント手法や居宅サービス計画の作成方法に重点が置かれ（置かれているが、教えているわけではない）、このサービス担当者会議の目的や開催方法はテキストを読むにとどまっています。**模擬サービス担当者会議も行われますが、それが現実的に役に立つかどうか**。なにしろ、ケアマネ資格を持つだけの人も多く、相談援助者なのに相手の話を聞きたくない、話し合いはイヤという方が多く、まずは社会人としてのマナーから教わることが先でしょう。

今年の実務研修から行われる主任介護支援専門員との同行実習（OJT）には、このサービス担当者会議への参加も含まれているはず。より良い学びができることをあまり期待せずに見守りましょう。

## ❷「居宅サービス計画」の内容を共有し、意見を求める場である

「居宅サービス計画」は、利用者さんと社会資源を結びつける設計図。設計図だから、計画実行前に、専門家のみなさんを一堂に会し、賛同を得ておくこ

とができるかどうか。把握しておかないといけません。計画に不備やサービスのミスマッチがあれば、計画は実行できず、はじめから練り直し。そこで、サービス担当者会議は、介護支援専門員が作成した「居宅サービス計画」（原案）をたたき台として、この原案に登場するすべてのサービス提供者が、専門的見地の意見を検討・討議する場というわけです。

とはいえ、一方のサービス提供事業所側では、「サービス担当者会議へ参加して、介護支援専門員や他のサービス事業所と連携をはかること」を求められてはいますが、介護支援専門員のように、ケアマネジメント手法を学ぶ機会は全くないにもかかわらず、このケアマネジメントのプロセスに組み込まれているのです。実際、「どのような発言が求められているのか」がわからないのも当然といえば、当然でしょう。これは参加するだけでもけっこう大変なんですよ。だから、サービス担当者会議の開催時間は手短にせんといけない。しっかりとした会議を開催したいもの。1回目のサービス担当者会議の開催方法などは、「Q42」（P.188）を参照。ここでは2回目以降のサービス担当者会議の開催方法の秘訣を案内します。

**【2回目以降のサービス担当者会議の開催】**
1）更新に対してのサービス担当者会議の日程調整の依頼を出す。
　サービス提供事業所にサービス担当者会議を開催することを伝え、日程を調整。同時に、モニタリング評価をお願いします。

2）「居宅サービス計画」（原案）を作成し、短期目標の妥当性を考察する。
　サービス提供事業所によるモニタリングや評価結果を受け、自らもモニタリング・評価および再アセスメントを行います。利用者さんと面談し、新たな困りごとや要望がないかを把握し、居宅サービス計画（原案）を作成します。利用者さんに大きな変化も見られず、現状維持がなされている場合は、前回の計画の「短期目標」を見て、達成の妥当性を再考します。なぜならば、要介護認定の期間が経過しても「短期目標」に変化がないのは、その目標自体に過不足が生じている可能性が排除できないからです。

**Q43** サービス担当者会議を開催する目的を教えてください。

**3）新たな「短期目標」でサービス内容に過不足が生じていないか確認する。**

「短期目標」に変化があれば、おのずとサービス内容にも変化があるでしょう。もしや、新たなサービスの導入が必要になるかもしれませんし、サービスの量を減らす必要が出てくるかもしれませんね。

**4）サービス担当者会議の参加依頼を出す。**

居宅サービス計画（原案）がまとめられたら、サービス担当者会議で検討する項目を決めます。おおむね次のような内容になるでしょう。

①利用者・家族の意向や要望を共有する。②「短期目標」（心身機能・活動・参加・環境）の具体的な内容の妥当性。③その他（今後起こりうる課題など）。この内容を第4表のサービス担当者会議の要点の「検討した項目」欄に、検討項目として記載します。この用紙と居宅サービス計画（原案）を合わせ、「サービス担当者会議参加依頼」として各事業所へ送付する。④サービス担当者会議の当日。会議の中では、利用者の心身機能の話題に集中してしまう傾向が多く見られます。もちろん心身機能も重要なのですが、利用者さんのしていることやがんばっていること（活動や参加です）。サービスを利用して日常生活がどのように改善されているか、そのような話題を共有できる場となるよう心がけましょう。

## とりあえず、Answer

介護支援専門員は、利用者35名を担当し、各利用者さんの要介護認定の更新時期に、ご自分のサービス担当者会議の準備をしていることでしょう。ここでは、常日頃みなさんが行っている業務の一部を改めて紹介したに過ぎません。みなさんにとってみれば1人の利用者さんは、35人中の1人かもしれませんが、利用者さんにとってあなたのみが自分のケアマネなのです。多くの担当を持てば、毎月、誰かしらのサービス担当者会議を開いていることでしょう。しかし、ケアマネは、すべての人と同じに関われるように心がけ、毎月の行動計画を立て、先を見通した行動力が求められます。

## Question 44

# ふつう、「サービス担当者会議」って1回で済みますか？

うん？　これって……、「サービス担当者会議が1回で済まないんだけど、どうしたらよいか」という意味なのか。何回もやらなきゃいけない法律があるのかという意味なのか（笑）。そもそも、サービス担当者会議の開催までには、さまざまなサービス提供事業所とのやりとりがあり、準備も大変。この準備段階はいわゆる日本的な、良い意味での「根回し」とも呼ばれていますよね！この「根回し」を行わないで、「資本主義的態度」（仕事なんだからとにかくやってよ的態度）を貫くと、サービス担当者会議が、時間ばかりかかるわりに中身が薄く、結局お持ち帰り議題などの手間が増えるかもしれません。サービス担当者会議を効果的にさっさと開催するための手立てを案内しましょう。

 サービス担当者会議を効果的に活用する。

> やらんといけん、必要なのもわかるけど、
> このメンバーとやりたくない会議までの道のり

❶ **初回のサービス担当者会議は、まず利用者に「サービスの選択に資する援助」を行った後に開催するものと心得よ**

　詳しくは「Q42」（P.188）を参照のこと。確認の意味で、「居宅サービス計画」（原案）を作成・配布します。重要なのは、サービス提供事業所が、あらかじめ利用者さんと面談ができる時間帯を確保すること。これは、サービス提供事業所には、利用者さんの「サービスの選択に資する援助」が必要なためであり、

あらかじめ重要事項説明書等を用いて、基本的なルールや料金の説明を行うことが、指定基準のルールで決められている。つまり、これが「事前訪問」です。

このときに介護支援専門員は同行する必要はありませんが、利用者さんが「一緒にいてほしい」と望む場合には、同席します。サービス提供事業所は、契約（行為）と同時に、利用者に提供するサービス内容に必要なアセスメントを行って、「個別援助計画書」を作成します。この時点でこの計画が作成できなくても、利用者さんの状態把握はできますから、サービス担当者会議に参加したおり、専門家としての意見を伝えることはできますね。

### ❶「サービス担当者会議」で検討する検討内容を明確にしておく

「サービス担当者会議」は、利用者さんの**要介護認定の更新時**に開催することとなっており、介護支援専門員は、更新時期が近づくと、サービス提供事業所と開催日時の調整、根回しを行います。同時にサービス事業所から来るモニタリングや評価を参照したり、自分もモニタリングに出向き、再アセスメントを行っています。

ここからは、**サービス担当者会議で検討する項目**を抽出し、「サービス担当者会議の要点」（「居宅サービス計画」の第4表）を使用し、「検討した項目」欄を「検討する項目」に置き換え、検討する内容を記載していきます。その上で、更新する「居宅サービス計画」（原案）とこの「第4表」を合わせて、参加依頼をお願いしている方々に送ります。そうすることで、サービス提供事業所や主治医でも検討する内容がさっぱりとし、会議に向けた準備ができるというものです。結果として、サービス担当者会議は効率よく効果的に進めることができると思います。まぁ、誰でも目的意識の感じられない会議への参加や、だらだら、さみだれ式に書類が送られたり、差し替えさせられたり、TPOをわきまえない連絡が来たら、意欲低下は否めませんからね。「検討する項目」は次のコーナーにて（笑）。

### ❸「課題整理総括表」を作成し、今後の見通しを立てる

「検討する項目」がわからない？「ケアマネ事始め」の方々なら、むしろ、「何がわかっているか」を聞いていったほうが早いのかもしれません。まずは、望

む、望まないに関わりなく（笑）、国が作成してくれた素晴らしいツールがあります。それがこの「課題整理総括表」なるものです（P.203「Q46」参照）。使いこなすにはしばしの修練が必要かもしれませんが、これが使用できれば、あなたは介護支援専門員のスーパースター（？）間違いなし。それほどの代物です。

　この帳票のどこが優れているかというと、利用者さんがサービスを利用した後、「どのような状態になるか」を見通せるということ。「利用者さんの生活状況」を見通せるということは、おのずと課題や目標等が明確にできます。明確になったらいよいよ、「サービス担当者会議の検討項目」を記載しましょう。このときに、下記の視点を意識すると、より検討項目に「漏れ」が出ないと思いますよ。検討する内容は「短期目標」の妥当性とサービスについての是非です。

【サービス担当者会議で検討する項目】
① 利用者さんの健康状態を維持・向上するための「短期目標」（具体的な目標）。
② 利用者さんの日常生活動作を維持・向上するための「短期目標」（具体的な目標）。
③ 利用者さんの社会性や役割を維持・向上するための「短期目標」（具体的な目標）。
④ 利用者さんのご家族の負担の軽減や地域との関係性を維持・向上するための「短期目標」（具体的な目標）。

## とりあえず、Answer

　このように検討項目を明らかにすることによって、「サービス担当者会議」は1回で済むようになると思います（笑）。もちろん残された課題については、**該当する担当者と、後日、協議**を深める必要があるでしょう。少なくとも、すべての参加者を一堂に集める規模の会議はおおむねしなくて済むと思いますよ。

# Question 45

## サービス担当者会議に主治医が出てくれません。どうすれば？

 多くの介護支援専門員が「理不尽」に突き当たる壁が、この主治医との関わり方かもしれません。サービス担当者会議に誘っても出席してくれないとただ嘆いていても、それまでの「主治医との関わり方」が伝わってきません。ここでは、主治医の関わり方に焦点を当てて、参考に「サービス担当者会議」へのお誘い方法について案内してみましょう。

 主治医にサービス担当者会議へ参加していただこう。

### 主治医から足が遠のいてからの道のり

**❶ まずは「あいさつ」と「自己紹介」から**

　あなたが、「ある利用者さん」を担当することが決まったとします。まずは、主治医に自己紹介に伺いますよね。利用者さんが要介護認定の申請用紙で、関係機関に「要介護認定に関する書類についての情報提供」に同意をされている場合、介護支援専門員はあらかじめ、保険者にて、認定調査シートや主治医の意見書を入手できていますね。だから、利用者さんの主治医がどの病院のどの先生であるかがわかります。しかし先生のほうでは、あなたが自分の患者の介護支援専門員だとはわからない。その段階では知る必要もない。自分が担当に決まったら、緊急時に相談できるようにしておくため、早い段階で病院に連絡を取り、自分が担当者であることを知らせておきます。

## 【主治医に自分が担当者になったことを知らせる手順】

### 1）病院へ連絡して自己紹介、その後、FAXを送る

　病院か個人医院かにもよりますが、「先生がお手すきの時間帯」であることを確認し、または先生がお手すきである時間帯を調べ（事務や師長など）、電話で、身分（担当介護支援専門員）と要件を伝えます。大きい規模の病院ならば、MSW（メディカル・ソーシャルワーカー）がいればつないでいただきます。「そちらの○科に通っている□△さんの担当になった」ことを知らせ、自分の連絡先や要件をまとめたFAXを送ってよいか、先生に渡していただくことが可能かを確認し、FAXします。

　また、病院が伺える範囲であれば、あいさつに伺いたい旨を伝え、面談時間を決めていただき、伺います。向こうが望まない限り、メールでのやりとりは避けておいたほうがお互いに無難です。

### 2）受診に同行し、相談する

　利用者さんの通院時に同行する場合、これにも手順があります。こちらも、まずは同行前に、病院側（MSW、看護師・師長）に次回の通院時に同行し、主治医から情報提供を受けたい旨を伝え、同行の了承を得たら、自分が主治医から得たい情報を整理しておきます。ただ、なんでも支援に必要な情報をくださいと言うだけでは主治医も良い顔はしないでしょう。まずは「主治医の意見書」に目を通し、質問事項や論点を考えておきます。

　当日は、主治医等に自分の身分証明書を見せ、再度、自己紹介します。利用者さんの受診終了を待ち、改めてお断りを入れ、自分が知りたい質問を簡潔に伝えましょう。はじめが肝心。相手が医師ではなく、その病院関係者でも他の方々でも、「TPOをわきまえ」て関われば、大きな味方になってくれるのです。とりあえず、主治医が「□△さんの担当介護支援専門員」ということをインプットしてくれればよいのです。その後も必要があれば協力してくださると思います。

　いつでも、最初が肝心。通院は1人で行けるし、家族がいるから先生のことはいいかなどと考えずに、主治医とのコンタクトは先生の時間帯を考慮し、適度に伺います。苦手意識でご無沙汰していると、いざというときにあなたが困

サービス担当者会議に主治医が出てくれません。どうすれば？

ります。そんなことにならないためにも、まずはあいさつや自己紹介で好印象を与えましょう。

## ❷ サービス担当者会議へ主治医に参加していただく

とはいえ、サービス提供事業所も主治医も、「すべてのサービス担当者会議」に参加せねばならぬという規定はないし、実際その必要はないかもしれません。ただし、サービス担当者会議を開催する介護支援専門員にとっては、やはり、できるだけ多くの関係者に参加していただきたいもの。そのためには、サービス担当者会議へのお誘い方にも手順があります。これも「Q42」(P.188)のサービス担当者会議の開き方の項を参照してください。

サービス担当者会議終了後は、参加してくださった方々に感謝を伝え、後日、「サービス担当者会議の要点」をまとめ、主治医および各サービス提供事業所へ、確定した「居宅サービス計画書」と一緒に送付しましょう。

## ❸ 主治医にサービス担当者会議にどうしても参加していただけない場合

上記の手順を踏んでも、サービス担当者会議への参加していただけなかったり、照会も得られない場合には、緊急時の対応も不安です。このような場合には、サービス提供事業者や自事業所の管理者とその状況を共有した上で、必要に応じ、保険者に相談します。ただし、この相談が独断ではいけませんよ。介護支援専門員の主観で「あの先生は話しづらい」「頼りにならない」と感じたり、考えたりしては、利用者さんに迷惑です。なぜならば、必要があれば「主治医の変更」も提案しなければならないし、保険者から話を通してもらうこともあるかもしれません。主観だけで事を大きくするのは避けましょう。

主治医もサービス提供事業所の人々も、**自分の仕事と生活をもつ人間**なのです。介護支援専門員がまずは人としての節度を守り、真摯な態度で接すれば、おおむねみなさんにご理解いただけると思います（まぁどんなに誠意を尽くしてもダメな人はダメ。そのときは自分を責めてはいけませんよ）。ただし、「対人援助職」としては、ベター（ベストは難しい）なことはやっておきたいものですね。

## とりあえず、Answer

　現在は、利用者さんが「在宅から病院へ入院した場合」には、介護支援専門員が病院へ出向いて、病院職員（主にMSW）に「利用者さんの心身の状況・生活環境等の情報を提供した場合」に、入院時情報連携加算が得られます。また、退院時には、「病院で病院職員と面談し、利用者さんに関しての情報を求めた場合」には、**退院・退所加算**を得ることができます。加えて、担当医も、「退院後に介護サービスの利用が見込まれる患者についての情報を提供した場合」には、**入院中2回までではありますが、「介護支援連携指導料」**を得ることができる時代となりました。

　国は、医療も介護も、プロフェッショナルをなんでも、どこでも、誰でも、安く、隙あらばタダで専門的技術を提供させようとしています。財源は税金ですから基本理念としては理解できますが、高度な技術をそういう値踏みをされるとそうそううまくはまわっていきません。このような取り組みが少しでも進めば現場も利用者さんも助かりますよね。主治医との連携も以前より格段と関わりやすくなってきていると思います。医師側にも理解が進んでいることもありますが。介護支援専門員も、いざというときに頼りとなる「チーム編成」を行えるように、常にマナーを守り、「相手を敬う姿勢」がより求められているのだと思います。相談援助職のケアマネさん自身が「先生」と呼ばれて喜んでいる時代は終わりました。

# Question 46

## 「課題整理総括表」って何ですか？

とうとう、「課題整理総括表」の存在に気づいてしまいましたね（笑）。巷では、**介護支援専門員の業務を増やすだけ**の代物と思われがちです。たしかに「業務がきちんとできる」介護支援専門員にとっては、書類と手間が増えるだけかもしれません。でも、これが利用価値がないではない。その考え方を案内していきましょう。

**ポイント** サービス担当者会議等で、利用者状況の説明に活用。

### 「課題整理総括表」までの残念な道のり

#### ❶「課題整理総括表」が登場した経緯

　介護支援専門員の研修はとにかくやるだけ、その教授法も概念もバラバラで確立できていません。介護支援専門員の中には「知らない」「習わない」という言い分けを述べ、新概念や制度（ICFや課題整理総括表など）を導入してもなかなか理解しようとしない方もいて、したがって新制度の周知さえもできていません。この「課題整理総括表」も同じです（記載例はP.206）。

　ケアマネジメントにまじめに取り組んでいる介護支援専門員さんには、無用かもしれませんが、平成28年度以降の**介護支援専門員実務研修受講試験**の合格者からは、この帳票類を使用しての実習が想定されます（始まる時期は都道府県により温度差あり）。同じ組織の先輩ケアマネ、ましてや主任ケアマネを

もっているならば、「わからない」では済まされませんよ。

　さて、この課題整理総括表が登場した経緯は、これはひとえに、**今までの居宅サービス計画作成過程に不備があった**ということにつきます。「介護支援専門員の資質向上と今後のあり方に関する検討会」において、「利用者像や課題に応じた適切なアセスメント（課題把握）が必ずしも十分でない」「サービス担当者会議における多職種協働が十分に機能していない」「ケアマネジメントにおけるモニタリング、評価が必ずしも十分でない」と指摘されたことによります。これを受けて、厚生労働省が「介護保険最新情報」Vol.379「課題整理総括表・評価表の活用の手引き」を発表して、この帳票の使用方法の周知に努めました。とにもかくにも、これによって、「課題整理総括表」で利用者の状態などを把握し、情報の整理・分析を通じて課題を導き出した過程について、多職種協働の場面において、説明の際に適切に情報の共有化に努めなさいということです。

## ❷「課題整理総括表」の活用意義

　この帳票はいたってスタンダードなもの。もともとあったものをボツにしたんじゃないかという声もあるくらいフィットはしている。これを作成していく意義は下記のとおりです。

### (1)「利用者の自立した日常生活の阻害要因」を明らかにする

　ここでは、現在の利用者の日常生活の中で、自立していない部分の原因となっている、「利用者の自立した日常生活の阻害要因」を明らかにしていきます。ケアマネさんは、自立した日常生活の阻害要因となると、すぐ、認知症だとか脳梗塞や心筋梗塞などの「疾患名」を思い浮かべちゃいますが、ここではその**原因を単に疾患に限定せず**、心身状況で決めるのではなく、自立していないことの「客観的事実」の内容を記載していくのです。

### (2) サービスを利用した結果、現状がどのように推移してきたのかを評価する（「改善・維持・悪化」から選択）

　ここでは、居宅サービス計画（原案）の作成時に抽出しているサービスをそのまま利用者さんが利用したとして、「短期目標」の達成期間を見すえ、現在

の状況がどのように変化すると見込まれているか、「改善・維持・悪化」から選択するとしています。まぁ、一定期間サービスを利用したとしても、そうそう、日常生活の中で現状維持を期待できない状態では、年齢に加えて、病気の進行状態などから来る要因の影響も考えられるため、ここではサービスを利用していくのですから、「維持・改善」を選択できるように考えていきましょう。

### （3）今後の見通しを立てる

ここでは、「短期目標」の期間、サービスを利用した場合に「利用者の自立した日常生活の阻害要因」が、どのように変化していくと思われるか、その見通しを立てること。つまり、想定されるサービスを「短期目標」の期間に利用した結果、「利用者の自立した日常生活を妨げている要因」が、どのように変化を遂げると見込んでいるのか。その根拠などを見通し欄へ記入することになっています。

※ 佐藤はあえてICFの視点で見通しを考え、例に記入しています。

## とりあえず、Answer

「課題整理総括表」の具体的な記入方法や記入事例は、先の「課題整理総括表・評価表の活用の手引き」をよくよくご覧ください。まぁ、作例のための作例はともかく、概略はおおよそつかめるでしょう。未整理（不完全）なものの中から「必要なもの」を抽出する力も、介護支援専門員には必要な能力です。なんせ完璧な教科書・テキスト類はほとんどないのが現状なのですから……。

本来、「居宅サービス計画」が、利用者さんの自立を支援するためのツールならば、この「課題整理総括表」が求める内容は、ごくごく当たり前のもの。この帳票を埋めるには、利用者さんと関わり、「ゆくゆくはどのようになりたい」のか。そのために「すぐにはどのようになりたい」のか。利用者さん自身が先を見通せるような関わり方が求められるのです。介護支援専門員が、利用者さんの自立支援を意識して関わり、そのような相談援助を展開していく中で、この帳票の記入方法がだんだんと周知され、理解されていくことと思います。とにかく使ってみてください。

## 課題整理総括表

利用者名　玉前 和子　殿

開催日　○○年○月○○日

| 自立した日常生活の阻害要因（心身の状態、環境等） | ①左麻痺（左空間無視） | ②高次脳機能障害（遂行障害） | ③高次脳機能障害（感情コントロール） |
|---|---|---|---|
| | ④高次脳機能障害 | ⑤尿もれがしている | ⑥朗食欲が多い |
| | ⑦注意障害（注意障害） | ⑧受診していない | ⑦排便コントロール　⑧記憶障害等 |

| 状況の事実※1 | 現在※3 | 要因※3 | 改善/維持の可能性※4 | 備考（状況・支援内容等） | 見通し※5 | 生活全般の解決すべき課題（ニーズ）【案】 |
|---|---|---|---|---|---|---|
| 移動　室内移動 | 自立　見守り　一部介助　全介助 | ① | 改善　維持　悪化 | [移動] 短下肢装具を付けて立位可能。車いす移動は室内移動できる。バランス・以外は介助が必要 | [心身機能] 再入院しないように体調に留意したい。食事の偏食もあり少し減量してダイエットにチャレンジしたい。また、歯科健診は自主的に受診継続したい。あれば、病気についても相談は継続したい（心身機能） | 3 |
| 　　　 屋外移動 | 自立　見守り　一部介助　全介助 | ① | 改善　維持　悪化 | [食事] 食べる行為は自立。訪問時、時間増加傾向ありだが大切な介護である | | |
| 食事　食事内容 | 自立　見守り　支障あり　支障なし | ⑤⑥ | 改善　維持　悪化 | | | |
| 　　　 食事摂取 | 自立　見守り　一部介助　全介助 | ① | 改善　維持　悪化 | | | |
| 調理 | 自立　見守り　一部介助　全介助 | ① | 改善　維持　悪化 | | | |
| 排泄　排尿・排便 | 自立　見守り　一部介助　全介助 | ⑤ | 改善　維持　悪化 | [排泄] 便秘気味。状況に合わせて服薬調整。排泄動作は自立 | [自分のまわりのことなどは自分でできるように、その都度身体の動かし方やタイミングを数えてもらいたい。また、お風呂への入り方も考えてほしい（活動）] | 2 |
| 　　　 排泄動作 | 自立　見守り　一部介助　全介助 | ⑦ | 改善　維持　悪化 | | | |
| 口腔　口腔衛生 | 自立　見守り　支障あり　支障なし | ⑧ | 改善　維持　悪化 | [口腔] 下側の歯・歯科医師に行くタイミングが必要 | | |
| 　　　 口腔ケア | 自立　見守り　一部介助　全介助 | ①② | 改善　維持　悪化 | [服薬] 家族が薬カレンダーで準備し一緒に管理している（1日3回） | | |
| 服薬 | 自立　見守り　一部介助　全介助 | ② | 改善　維持　悪化 | [入浴] 自宅では20分程度の時間を要する。入りたがる気持ちはあるが介助が必要 | | |
| 入浴 | 自立　見守り　一部介助　全介助 | ②④ | 改善　維持　悪化 | [更衣] 着替えは自立、その際介助の時もある。このことは当面変わらないで | | |
| 更衣 | 自立　見守り　一部介助　全介助 | ②④⑤ | 改善　維持　悪化 | [家事活動] 自宅で紙モップを使ってる程度で主な家事活動は家族に頼んでいる | | |
| 掃除 | 自立　見守り　一部介助　全介助 | ① | 改善　維持　悪化 | | | |
| 洗濯 | 自立　見守り　一部介助　全介助 | ⑤ | 改善　維持　悪化 | [金銭管理] 主にできないこと、自分でやりたい思いがある。買い物などは家族と交互にしながら行っている（楽しみの一つ） | 家にいるだけでないできることがよくなったり、電車にのっていくこともあるが、家族の同意がない時の外出時の事故の軽減につなげていきたい。（移動） | 1 |
| 整理・物品の管理 | 自立　見守り　一部介助　全介助 | ②① | 改善　維持　悪化 | | | |
| 金銭管理 | 自立　見守り　一部介助　全介助 | ②① | 改善　維持　悪化 | [コミュニケーション能力] 特に不安なことはない | | |
| 買物 | 自立　見守り　一部介助　全介助 | ①③④ | 改善　維持　悪化 | | | |
| コミュニケーション能力 | 自立　支障なし　支障あり | ③⑨ | 改善　維持　悪化 | [認知] 知的障害の特性にもよるが、自分の思いが違うと合わない、同様な会話の要因なることがある。相手の残りの感情理解をする必要がある | 主にはじめ、昔も自分がみていることはことがあるようみて活動することも、自分の時間、一緒に過ごす時間も重要にすること、自分の時間との関係性、味気ない合意の機関もわたるときか、情報交換する（環境） | |
| 認知 | 自立　支障なし　支障あり | ①②③ | 改善　維持　悪化 | [褥瘡・皮膚] 以前より改善 | | |
| 褥瘡・皮膚の問題 | 支障なし　支障あり | | 改善　維持　悪化 | [行動・心理症状] 対応方法がわからずに間違えるな場合もあり、家族でレパラードを入れることを意識しながら、関心を持つ、本人の意欲があるようと、少しでも動かすこと、関わりを大切にする | | 4 |
| 行動・心理症状（BPSD） | 支障なし　支障あり | | 改善　維持　悪化 | | | |
| 介護力（家族関係含む） | 支障なし　支障あり | | 改善　維持　悪化 | | | |
| 居住環境 | 支障なし　支障あり | | 改善　維持　悪化 | | | |

※1 主要記述記載であり、アセスメントツールではないため、必要に応じ詳細な情報は別ペーパーに整理すること。なお状況の事実は、介護を必要とする原因や背景要因等を踏まえて記入すること。

※2「要因」及び「改善/維持の可能性」については、各項目間で関連するものが多いため、関連する項目を明らかにし番号で選ぶ。

※3 現在の状況において該当するものに○印をつける。そのような状態になる要因を、状況の事実欄の番号で記入する。

※4 今回の認定有効期間における状況の改善、維持、悪化の可能性について、介護支援専門員が判断した結果を記入する。

※5 本計画期間における、状況（環境要因・個人因子）が変化した場合の各取り組みによって見込まれる各項目の状態の目安を記載する。

※6 本計画期間において、介護支援専門員が綿合的な援助を行う上で生活全般の解決すべき課題（ニーズ）に１から順に記入する。

※佐藤様はあえてICFの視点で「見通し」を考え入れています。

# 第6章
# モニタリング・変更・更新

## Question 47

# 「モニタリング」と「評価」って、どう違うんですか？

「モニタリング」と「評価」は、どのように違うのか。そうですねぇ〜。**名称**が違うということは、**別物**ってことなんですが、そうも言い切れないところもあります。「じゃ、デイと通所は違うのか？」などと言われるかもしれんし（笑）。まぁそれ以前にこの記録の書き方や残し方がわからない方が多くいるようです。まずこのへんがどのように違うのか。そこから案内しましょう。

 効果を測定すること、
「その結果の表現」を理解しておこう。

> ## 自分の仕事が「評価」されるまでの
> ## あてのない道のり

### ❶ サービス利用票に印鑑をいただくことと、モニタリングは別

　指定居宅介護支援の事業の人員、設備及び運営に関する基準（以下、長いので、「指定基準」と略）では、「少なくとも一月に一回、利用者の居宅を訪問し、利用者に面接し、モニタリングの結果を記録すること」とされています。現在は、これに関する記録がないと減算（一定のルールあり）です。つまり、「お金を返しなさい」ということですね。

　一方、介護支援専門員は、給付管理の関係上、毎月、利用者さんに、次月の「サービス利用票」（兼「居宅サービス計画」）・「利用票別表」を交付し、確認していただいています（サインか印をいただく）。介護支援専門員の中には、この確認していただくこと自体を「モニタリング」と思っている方もいますが、それは

「モニタリング」と「評価」って、どう違うんですか？ Q47

大きな間違いなのです。

## ❷ モニタリングとは、「利用者に面接して、その状態の変化を測る」こと

　「モニタリング」（monitoring）とは、モニター（監視・測定）を行うことをいいます。利用者さんの状態が、1か月前と今月では、どのように変化したかを測りに行くことです。

　利用者さんの状態は、日々変化したり、しなかったりします。たとえばサービス提供者の支援を受けることで、できることが増えたり、意欲の向上が見られたり、逆に、他者と関わる中で体調を崩して、していたこともできなくなったりしますね。介護支援専門員は、この軽微な変化を「測定する」ために、利用者さんと面接し、状況を把握して、その変化を記録に残すのです。

## ❸ 事前の「アセスメント」が詳細にできていると、有意義な「モニタリング」記録になる

　有意義な「モニタリング」記録になるかどうかは、利用者さんへの事前の「アセスメント」の内容や、前回の「モニタリング」記録の取り方によって変わってきます。アセスメント時には、利用者さんのできることやできないこと（事実）ばかりにこだわるのではなく、利用者さんの意向や要望（その時々の気持ち）も聞き取っておくことで、数値的には差が出なくても、利用者さんの「気持ちの中での変化」をとらえることにもつながります。

## ❹「評価」とは、サービス利用後の変化（推移）の記録なのです

　「評価」とは、短期目標の期間が終了する時点で、利用者さんの状態がどのように推移しているか、いないかを「モニタリング」し、その結果を「改善・維持・悪化」の表現を用いて記録します（評価の記入方法は、P.228「Q53」にある「評価表」を参照）。

**モニタリングの支援経過記録例**

| ○○年 ○月◇日<br>14：30〜15：00 | モニタリング | 自宅訪問。本人と妻と面談。 |
|---|---|---|

**本人**：当初は、訓練が理解できず戸惑ったが、休むことなく通うと徐々にわかってきた。太鼓の練習を始める。「ヘルパーが体を気遣ってくれるし、妻にも話（アドバイス）をしてくれるんで助かっている」と話された。

**妻**　：デイケアに行っている間は体が休まります。「ヘルパーが体の拭き方を教えてくれた。もっと早く利用すれば良かった」と話された。会話からもサービスにも満足しているご様子であり、現行プランを継続とする。来月の利用票にサインをいただいた。

## とりあえず、Answer

　介護支援専門員が、利用者さん等との信頼関係を構築し、「困った状況をいかに改善するか」を形にすべく作成したのが「居宅サービス計画」です。作りっぱなしではいけません。どんな感じで利用しているのか、サービス利用によって利用者さんの状態がどのように、良くも悪くも、推移しているかを把握しなければいけません。「モニタリング」とは、その機会です。

　また、介護支援専門員自身が「**自分の業務の方向性を評価する機会**」ともなるものです。しかし介護支援専門員の中には、まだまだ利用者さんのお宅を訪問し、玄関先などで、利用者さんの健康状態を伺う程度であったり、来月の予定（利用票）を説明し、確認印を押していただく機会と思っている、いや思いたい方も多いようです。難しいですからね、他者の家にあがって話を伺うのって。でも、利用者さんは近所の利用仲間（？）と、「うちのケアマネは元気かどうかを聞いて、ハンコを押していくだけ。お宅の（ケアマネ）はどう？」なんて、知らないところであなたの価値がディスカウントされていたりします。ただハンコをもらいに行っているケアマネは淘汰されていくのでしょうねぇ……、たぶん。

## Question 48

# 「居宅サービス計画」を更新しますが、初めてです。手順は？

そうなんですね。もうすでに更新時期を迎える利用者さんがいるのですか。支援されてきた期間内には、いろいろなことがあったはず。更新できるまでこぎつけたことは**素晴らしい**。しかし、初めての更新となると、何から手をつけたらよいか迷うところではあります。まわりに良き先達（指導者）がいらっしゃればよいのですが、ならば聞かないか……。さてさて、何をどうすればよいか案内しましょう。

 すべての書類の「作成年月日」の更新から始めましょう。

> ### はっきりでも、うっかりでも、
> ### 忘れちゃいけない更新までの道のり

### ❶ 利用者さんおよびサービス提供事業所に更新についてお知らせする

　「居宅サービス計画」の更新は、利用者さんの状態の変化に伴う変更でもない限り、利用者さんの**要介護認定の更新**ごとに行います。この要介護認定の手続きが約60日前から始まるので、このころから更新の準備を始めるとよいでしょう（要介護認定の更新方法はP.221「Q51」を参照）。

　「要介護認定更新の手続き」が終了したら、各サービス提供事業所から、更新時期に伴うモニタリングおよび評価依頼を出していただきましょう。まぁ、そこはプロの事業所さん、「すでに」今月末には、出せるように準備をしてくれているハズ。

## ❷ 更新までの具体的な手順

### (1) 利用者さんやご家族に事前にアナウンス

　何があるかわかりません。60日前には要介護認定の更新手続きを行います。利用者さんやご家族には、サービス担当者会議開催を説明し、日程を確保しておきましょう。利用者さんやご家族と「えっ、またやるの?」「やるんです!」という不毛な会話をしなくてすむよう、**事前に、更新時期にはサービス担当者会議があります!** というアナウンスをしておきましょう。

### (2) 主治医の意見書提出、サービス担当者会議への参加依頼

　主治医にも、更新手続きを行ったことをお知らせし、主治医の意見書の提出をお願いしておきます。介護認定審査会は、認定調査シートと主治医の意見書がそろわないと審査会にはかられません。なかなか、認定が降りてこないのは、この主治医の意見書が遅れることが原因という噂も（その前にお願い、お願い、お願いするのです!）。介護支援専門員がTPOをわきまえて（あくまでも対等）、余裕をもって医師に意見書の依頼をしておけばスムーズにいく場合も多々あります。地域によっては介護支援専門員が医師の意見書を受け取りに行くところもあります。

　主治医には、**サービス担当者会議への参加も同時に依頼**し、参加の意向を把握しましょう。参加OKという場合は、ご都合の良い日程を一応伺っておき、サービス提供事業所と調整することを伝えます。出られないなら仕方がないですが、後日、日程をお知らせることをお伝えておきましょう。「ほったらかし」と「無神経な連絡」は関係悪化のもとなんです。

### (3) サービス提供事業所にモニタリングおよび評価を依頼

　各サービス提供事業所にも、更新月の接近をお知らせし、**「個別サービス計画」のモニタリングおよび評価**を依頼しておきます。段取りは、確認・確認・確認です。こういう件は自分以外は信用できません。事業所によっては、相談員等が利用者さんの管理台帳を作成しており、前もって更新月を把握し、自らモニタリングや評価をしているところも出てきましたが、希望的観測で進めてはいけません。確認・確認・確認あるのみ。

「居宅サービス計画」を更新しますが、初めてです。手順は？ **Q48**

　一方、このサイクルについてこれない事業所もあります。介護支援専門員はモニタリング依頼書を出して、事業所がモニタリングおよび評価を行うよう促します。同時に、「居宅サービス計画」の**短期目標の達成の度合い**についても評価を依頼。また、サービス担当者会議開催の必要性を伝え、参加の有無を確認し、日程を調整、確定します。

### (4) サービス提供事業所からの評価は記録に残す

　後日、サービス提供事業所から届いた評価と、目標達成の度合いなどのFAX内容は、**支援経過などに転記**しましょう。1週間ほったらかすと、どこにあるかも怪しくなります。このとき、**評価表**を利用して、各事業所から得た情報を転記しておくのもよいと思います。この場合、支援経過記録には「評価表へ転記済み」などと記録しましょう（この時点でFAX用紙は処分）。

### (5) 認定結果を共有する

　更新認定の結果を踏まえ、**モニタリングと再アセスメント**を行います。更新の認定結果が届いたら、利用者さんたちと要介護認定の結果について相談しましょう。その内容に「不服」があれば、不服申請をする必要もあります。ひとまず、「これまでがんばってきたこと」に対してリスペクトの気持ちで労をねぎらい、努力を称賛しましょう。さらに今後どうしたいか。どのようになりたいかなど、意向などの把握に努めましょう。

### (6) 新たに居宅サービス計画（原案）を作成する

　「再アセスメント」した内容はソフト（パソコンなど）に打ち込みます。ソフトによっては自動更新もありますが、はじめに「作成年月日」の更新をお忘れなく。利用者さんの更新された要介護度、認定期間、基本情報の「変更箇所」を修正します。アセスメント項目に沿って現在の状況を更新、新たな課題を抽出し、**「居宅サービス計画（原案）」を作成**します。

　「居宅サービス計画」（原案）ができれば、サービス担当者会議で検討が必要な項目が突如浮上してきます。各サービス提供事業所へは、サービス担当者会議での**検討テーマや項目をお知らせ**しておきましょう。

### (7) 新たなPDCAのサイクルがスタート

　サービス担当者会議が開催され、「居宅サービス計画」（原案）が承認されると、新たな期間、みなさんの「新たな仕事」がスタートするのです。

## とりあえず、Answer

　「居宅サービス計画」の更新は、かなりのエネルギーと時間が必要だということをご理解いただけたでしょうか。介護支援専門員は、「現場の作業」には通常参加しませんよね。めんどうであっても、それぞれの**担当のエキスパートと相談しながら、計画の作成や修正**を行います。ある程度、想像でやれるのは、せいぜい担当者会議まで。「観察者」としての忍耐と客観性、そのベースには厚い人情も必要ですが、決して**感情に流されてはいけない**のです。

　さてさて、更新忘れや間際のドタバタを避けるためにも、まずは利用者さんの**管理台帳を作成**し、約2か月後に有効期間が切れてしまう方を識別しておき、早め早めに行動します。また、常日頃から主治医も含めてサービス提供事業所と顔の見えるお付き合い、TPOをわきまえて現場に足を運び、会話を交しておきましょう。そういう関係ができていれば、みなさんけっこう協力的に動いてくださるのです。

## Question 49

# 居宅サービス計画で「軽微な変更」を行う場合は？

そうですねぇ、まだまだ、「素人と玄人」のはざまをフラフラしている介護支援専門員が、いちばん頭を悩ませてしまう問題ですかねぇ。利用者さんも、はじめは介護保険制度の使い方がわかりません。だからサービス提供時間や回数も「こんな程度か？」という具合に至極アバウト（適当）な計画を立てやすいのですが、いざ、サービスが始まると、「これじゃあ困る」「こうならないか？」などの嵐。でも、変更ってけっこうめんどうで大変ですよね。では、この軽微な変更とはどんな場合を指しているのかレクチャーしましょう。

**ポイント** 取り扱いについては、「保険者」に聞くのが本筋。

> 軽いノリでつくったプランでも、
> 軽微な変更でクラクラするまでの道のり

### ❶ なぜ、「軽微な変更」が問題になるのか

**（1）やることをやっていないから？**

　そもそも、この「軽微な変更」が問題になる場合はというと、「ちゃんとやることをやってないから！」……なんですが、居宅サービス計画を変更するときには、「指定居宅介護支援等の事業の人員及び運営に関する基準」（指定基準と略す）の第十三条（指定居宅介護支援の具体的取扱方針）三項から十三項までの一連の行為を行う必要があるのにやってないからなんですね。

　ええっ！　これって、もしかして、例の「アセスメントからサービス担当者会議まで」の一連の行為じゃないですか、って、正解！（笑）　そうなんです。

つまり、居宅サービス計画の変更時には、その計画を作成したときに作った、基本情報およびアセスメント項目の内容を更新せにゃなりません（当たり前）。

そして、アセスメント項目を更新したら、それに伴い、居宅サービス計画の原案を作成（この場合は再作成ですが）した上で、サービス担当者会議を開催。サービス提供事業者等より意見を聴収した上で、居宅サービス計画の承認を受けます。その後、実行状況の把握（モニタリング）を行うという、まいどの過程です。

### (2)「サービス提供日時の変更等」の「等」って

もっとも、この段階で行うことは、アセスメントや居宅サービス計画の作成日の更新、週間プランの変更でしょうが、それでも、利用者さん都合で時間や曜日の変更など、希望のたびにやっていたら大変！と思ったあなた!!　大丈夫。国もそう思ってます。まぁそんなこともあるだろうと、ここの指定基準のところに、「解釈通知」を出している次第です。

そこには、「利用者都合による軽微な変更（サービス提供日時の変更等）を行う場合には、この必要はないものとする」※としています。

　　※ 平成11年7月29日　老企22号厚生省老人保健福祉局企画課長通知：基準の解釈通知。

そう、「サービス提供日時の変更等」って何でしょうか、この「等」は？　こんなところに付けちゃうから、混乱するんです。もしかしたら、介護支援専門員が、自分がしている変更を「等」に属すると判断して、上記の一連の行為をやらなかったばかりに、監査「等」で指摘され、介護報酬の返還なんてことにもなりかねないのですよ、まったく。

そこで真っ当な介護支援専門員であれば、個別の事例を保険者に持参。このような場合は、その「等」に入るのか入らないのか？　その都度、保険者にお伺いします（聴いても万全とは限らないのが恐ろしいところ）。また、実際に「あの」過程を行い、頻回にケアプランの変更届を出してみた結果、保険者も事務手続きが大変になるばかりで、各団体から国へ「事務手続きが大変だぞお！」という悲鳴・意見が出された次第です。これを受け国は、平成22年に利用者、

居宅サービス計画で「軽微な変更」を行う場合は？

事業者、従業者、自治体「等」から意見を集め、この意見に対して対応策を出したというわけですよ。

### ❷「軽微な変更」の取り扱いは「課題整理総括表」を頻繁に確認すべし！

これらの詳細は「介護保険最新情報」のVol.55（平成22年7月30日）の介護保険制度に係る書類・事務手続きの見直しをご覧ください。

この法律の解釈にさらに各都道府県のご都合に応じた形とし、安……いや平易に現すのはけっこう大変ですよ。ズバリ「これが正解」はないし、結局、保険者に聞くというのが、いちばん正解に近いわけです。また、振り出しに戻るって感じ。

## とりあえず、Answer

「軽微な変更」は、「サービス提供日時」「回数の変更」など、利用者が介護保険制度を利用してみて、使い勝手が良かった、いや悪かったということで左右されることが多いのです。サービスの提供日時の変更は、まぁ仕方がないとしても、問題は回数の変更です。

たとえば、ヘルパー利用の場合、利用者が「便利だから」「家族が助かるから」などという理由で安易に増やしたり、「通所施設に行ってもつまらない」という理由で減らしたりするものではありません。いずれの場合も、介護支援専門員として「自立支援」を前提に、増減する根拠を明確にして、「支援経過記録」に記載しましょう。

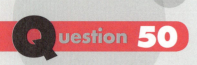

# 月途中での「サービス変更」は可能ですか？

サービス開始直後は、利用者さんの状態が心身ともに安定せずいろいろ変化したり、利用者さんなどの意向や要望すらも変化するなど、「いや〜、どうしたらよいのか」と戸惑うことも多いことと思われます。さて、そんなお困りごとが発生し、「居宅サービス計画」の変更が生じた場合の対応の仕方について案内していきましょう。

 利用者さんの状態は、日々変化するものと心得よ。

> 「仕方がない」とブツブツ言いながら
> 家に着くまでの道のり

❶ **利用者さんの「状態の変化」を速やかに把握する**

　利用者さんの状態は、日々変化します（くどいが「しない」こともある）。その月のサービスが「利用票」（「兼居宅サービス計画」）に沿ってスタートした後にも、サービスの変更希望やその必要性がゾロゾロ出てくることを想定していなければ、まぁケママネ稼業などはとてもできませんよね。では、この、サービスの変更が検討されるときとは、いかなる場合が想定されるのか？

1) 利用者さんなどから、サービスの利用時間を変えたり、回数を増やしてほしいなどの軽微な要望がある場合など。
2) 介護者の体調、あるいは利用者さん自身の体調が悪化し、「居宅サービス計画」を見直す必要がある場合など。

月途中での「サービス変更」は可能ですか？

まぁ、その理由の発端はさまざまです。そこで、変更の希望があった場合には速やかに訪問し、「モニタリング」および「再アセスメント」をスルスルと実行しましょう。

## ❷ ド軽微な変更ならば、「利用票」（「兼居宅サービス計画」）を変更すべし

「モニタリング」や「再アセスメント」を粛々と実行し、利用者さんなどの要望や意向を汲みます。回数の増減が必要な場合は、サービスを提供する提供事業所に「変更理由」を伝え、「その内容への対応」ができるかどうかを問い合わせます。

できる（変更可能な）場合には、「居宅サービス計画書」の第2表の「頻度」を変更し、第3表の週間プランを変更します。第3表を変更することで、それに対応する「利用票および利用票別表」も随時変更されます。そこで、更新した「利用票および利用票別表」を利用者さんに交付し、サービス提供事業所にも新たな「サービス提供表および別表」を交付します。

なお、同じサービス内容※だけど、サービスの開始時間や曜日の変更などの場合は、サービス担当者会議を開催せず、各事業所対応でもよいのですが、同じサービス内容で、利用する回数を増減する場合は、「サービス担当者会議」を開催し、増減に対する当該サービス提供者などからの意見を求める必要があります。

※ 各保険者にも要確認のこと。「保険者の意向」も重要ですから！

## ❸ 利用者さんおよび介護者などの状態の変化がある場合には、「居宅サービス計画」自体を変更する

サービス開始後に、利用者が転倒した（あちゃ～）。入院の必要性まではないが、自宅療養が必要となった。介護者が倒れて介護に携われなくなった。というような場合には、「再アセスメント」を行います。再度、現状を把握し、利用者さん、ご家族の「困りごとおよび意向」を再確認しましょう。そして、新たに出てきた「生活全般の解決すべき課題」の解決に向けて、それに対応した目標を設定し、新たに必要なサービス内容等を組み込みます。同時に、新たに組み込んだサービス種別については、これも速やかに利用者さんなどに「選

択していただく」ように支援します。この場合は、「サービス担当者会議」の開催が不可欠となりますが、めんどくさがってはいけませんよ。

### ❹ 起こりうるサービス変更は、ヘルパーの訪問時間の変更

　ご存知のように、ヘルパーさんは非常勤で働いている方が多く、当初は約束の時間での訪問が可能であっても、さまざまな原因で約束の時間に入ることができなくなることもあります。

　この場合、本来であれば、訪問介護事業所の方で**代替のヘルパー**を入れることを提案するのですが、利用者さんにしてみれば「顔見知りのヘルパーのほうがよい」ということで、利用者さんのほうからヘルパーの訪問時間に合わせて「時間変更」を希望してくる場合があります。まぁ、これも広い意味で**利用者さん都合の時間変更**になるのですが、定期的な「モニタリング」を行って、**ヘルパーさん都合による時間変更**がたびたび行われていないかを把握しておく必要はあるでしょう。「たびたび行われる」場合は、利用者さんの生活リズムをおかすことにもなるし、仕事として約束が守れないのはよろしくありません。その場合、**サービス提供責任者**を含め、対応を協議する必要があると思います。

## とりあえず、**A**nswer

　このように**月の途中でのサービス変更**には、さまざまな場面が想定されます。ただし、軽微な変更については、毎月行う「モニタリング」時に、利用者さん、ご家族などの意向や要望に変化がないかを把握することで、事前に対応できるものもあるでしょう。

　また、緊急時の対応については、緊急事態に遭遇した利用者さんまたはご家族の気持ちは、かなり混乱しているはずです。そこはそれ、介護支援専門員。そうした混乱に**共感したり、寄り添いつつも、客観的**に起きている事柄の「交通整理」を行い、できるだけ速やかに解決策を講じましょう。言ってしまえば簡単ですが、それには「平時」から解決に必要な心構えと「人脈作り」を行っておかなければ難しいのです。

## Question 51

# 要介護認定の「更新手続き」は、どうしたもんでしょう？

要介護認定の手続きですか。そりゃ心配ですよね。初めて担当を受け持った（引き継いだ）とたん、おお、**有効期間がすぐ切れそう!**なんてこともままあります。はたして、「介護保険被保険者証」の更新手続きは、どのタイミングで、どうやったらよいのかを案内しましょう。

 **利用者さんなどが、更新手続きができるように支援する。**

> 「走りながら」整備してケアマネが
> 置いていかれた介護保険の道のり

### ❶ 自分が担当している利用者さんの管理台帳を作成する

　まずは、「利用者一覧表」を作成しましょう。組織で決まっているやり方があればそれに従ってもできます。この管理台帳は、毎月更新するものです。まぁ、モニタリングは毎月やらないといけないですから、「モニタリングチェック表」ととらえればよろしいかも。

　利用者さんの「要介護度・有効期間・更新月」（手続きは60日前から可能）などを記入しましょう。なお、管理台帳は介護系のソフトの中に入っていると思いますが……、一応確認してみましょうかね。入っているだけであまりよろしくないものも少なからずありますが（笑）。しかし、給付管理などはソフトの力なくしてはなんもできません（泣）。

## ❷ 手続きは60日前から受け付けている

　保険者から利用者さん宅へ、「要支援・介護認定更新手続きのお知らせについて」などのお便りがきます。更新月の2か月前のモニタリング時には、お便りがついたら連絡をいただくように伝えておきましょう。「前任者」と利用者状況についての情報のやりとりができており、「引き継げている」場合は問題は少ないでしょう。少ないだけであって、ないわけじゃない。あまり期待せず、こまめに丁寧に連絡はとりましょう。

　しかしですよ、前任者から利用者状況についての情報の引き継ぎが「できていない」場合、利用者台帳に記載されている内容を確認後、利用者さんの「状態像」を想定しておきます。とりあえず、支援経過記録などから現在に至った経緯を冷静に、ひどく冷静に把握しておきます。なんせ、利用者さんは十人十色。介護支援専門員には、あらゆるパターンで理解できるように説明する能力が不可欠ですよね。

## ❸ 利用者さんなどに「継続するか、しないか」の意向を確認する

　利用者さんに、「要介護認定が切れてしまうと、介護保険制度を利用することができなくなりますよ～」と説明し、更新する意思の有無を確認しておきましょう。

　でも、困っているから介護保険を利用しているんだから、そりゃ、更新するに決まってますよね。などと油断はしないこと。おそらく継続されるとは思いますが、そこはそれ、高齢者なのです。介護保険制度の建前上、「利用者の選択のもと」に利用できるのですから、介護支援専門員としては、利用者さんがその選択をきちんとできるように支援するのも仕事なのです。

## ❹ 利用者さんなどが更新の手続きができるように支援する

　要介護認定の「お便り情報」が手に入ったら、利用者さんなどに理解できるように「更新の手続き」の方法を案内しましょう。

　「お便り」には、要介護認定・要支援認定の申請書が同封されています。申請書は、利用者さんが「自筆」で記載できる場合は、自分で記入できるように励ましましょう。なんでも代行すればよいわけではありません。自筆なんてと

ても無理な方の場合は、まずは代理人さん（ご家族など）に記入していただきましょう。介護支援専門員が「代筆できる場合」もあります。その場合も**まずは保険者に確認**しておきましょう。揉めごとは丁寧な仕事をしておけば、おおむね回避できるのです。

　ここで、まちがっても「やってはいけない」ことは、「要介護認定のお便り」の封筒を見たときに「良かったですね。これで大丈夫。これ、私が出しておくから心配しなくていいですよ」と、中身についての説明をしないで、**自分のカバンにそそくさとしまい込んでしまう**こと。このような行動が「物がなくなった」「○○さんが盗った」という問題の原因になる可能性もあるのです。

　そこで、このような事態を招かないためにも、申請を依頼された場合には、その袋の上に、「申請用紙は、○○さんに頼まれ、（自分の名前）が預かり、役所へ提出しました。何年何月何日」と記しておくことをお勧めします。つねに記録、記録、記録なのです！

## ❺ 申請書を保険者へ提出する

　申請書を作成したら、保険者に提出します。利用者さんが「申請行為」をできる場合にはご自分たちでやっていただきましょう。ぜひぜひ、やっていただきます（社会性の維持。もちろん、助言は欠かせませんが）。しかし、利用者さんなどが申請行為をすることが困難な場合は、自分（あなたです！）でも申請代行をできることを説明し、利用者さんから「依頼」を受けて申請行為を行います。

## ❻「支援経過記録」には、この「一連の行為」を記録する

　「支援経過記録」には、上記①〜⑤の行為を行ったという記録を残します。特に利用者さんなど（本人およびご家族の某さん）に「更新の手続きが必要なこと」を説明したこと、「利用を継続する意向」を把握したこと、「更新手続き」については、利用者等からの依頼を受けて「申請代行」したことを記載しておきましょう。

　なお、平成28年1月からは、申請書にマイナンバーの記入が求められるようになりました。記入方法や取り扱い方法につきましては、各保険者に再度確

認してください。

## とりあえず、Answer

　介護支援専門員には、利用者さんが介護保険制度を、継続して利用できるように支援する役割があります。まぁ、いうなれば**道先案内人**の役割です。であれば、自分が担当している方々の「介護保険被保険者証」の有効期間をきちんと把握・管理し、遅滞なく更新手続きが完了するように心掛けましょう。

　とはいえ、介護支援専門員はすべての手続きの**「管理・代行業」ではありません**。あくまで介護保険制度の中で、**とある役割を担うのが仕事**なのです。なかには、更新手続きの代行行為をすでに慣例化しているところもあり、「この書類、私が出しておきましょう！」と勝手に「申請代行」してしまう方もいるようです。

　しかし、このようなケアマネもどきの「利用者さんをおいてきぼり」にした「申請代行」はいけません。常に利用者さんの気持ち（意思や意向）を真ん中においた支援を心がけましょう。もちろん、「こりゃできないな」という事情がはっきりしている方をサクサク代行してあげないのもまた問題ではありますが……。

## Question 52

# 「区分変更」とは、どんなときにやるんですか？

そうそう、区分変更の知識も必要ですね。利用者さんの状態が悪化した場合、「居宅サービス計画」の見直しが必要となりますよね？　その結果、サービス料金が増え、自己負担金が今より高くなる可能性もあります。そんなとき、さてどうしようか？と困ってしまいますよねぇ。さて、**どんなときに、その「区分変更」をする必要がある**のか案内しましょう。

 利用者さんの状態が、
「悪化した」「改善した」場合がそれだ！

> 良い意味での区分変更はめったにないが、
> あったらうれしい素晴らしき道のり

### ❶ 利用者さんの「状態の変化」があったときに申請する

　いわゆる「指定基準」（「指定居宅介護支援等の事業の人員及び運営に関する基準」。以下、指定基準）によれば、「要介護認定を受けた被保険者はその介護の必要の程度が現に受けている要介護認定に係る要介護状態区分以外の要介護状態区分に該当すると認める時には、厚生労働省令で定めるところにより、市町村に対し、要介護区分の変更の認定の申請をすることができる」としています。

　つまり、1）利用者さんの状態が、何らかの原因で**当初の状態より悪化**して、現在の要介護状態区分より重くなっていると思ったとき。および、2）利用者さんの状態が、サービスを利用したことにより**当初の状態より改善**されて、現

在の要介護状態区分より軽くなっていると思ったときにできる、ということです。その上で、介護支援専門員には、このような利用者さんに対して、要介護認定変更申請の手続きを支援することが求められているのです。

## ❷ 利用者さんの変化（悪化）は突然やってくる

　利用者さんの状態の変化は、「ある日突然」やってきます。いや～そういう方々が対象なんだと自分に言い聞かせていても、やはりこたえますね。なかなか想定するのも難しいし、あまり細かくするものでもないし。

　特に生活において、転倒による圧迫骨折などのために今までできていたことが急にできなくなる、風邪などを引いて臥床時間が長くなってしまった結果、歩行が不安定になってしまう、など。利用者さんの状態の悪化の原因はさまざまです（想定できる危険は除いておかないとね！）。

　まずは、アセスメントによって、「生活全般の解決すべき課題」を抽出し、必要なサービス内容、サービスの種別や量を推し量ります。その結果、「明らかに、現状の要介護区分では、利用料金が大変なことになってしまいますよ．」など、**支給限度額をオーバー**してしまうような場合には、利用者さんなどが真っ青にならないように速やかに区分変更をできるように支援しましょう（更新手続と同様、P.211「Q48」参照）。

## ❸ 利用者の変化（改善）は徐々にやってくる

　「居宅サービス計画」が功を奏したのか、たまたまか、サービス提供事業所からの必要なサービス提供によって利用者さんの状態が改善する場合も、まま見られます。これはうれしいですね。でもこれが本来の支援のあり方なのです。介護支援専門員は、利用者さんの状態が維持・改善することを見通し、「居宅サービス計画」を作成しているはずですから、まぁ当たり前と言えば当たり前のことなのです。**残念な『居宅サービス計画』による犠牲者**を少しでも減らしていきたいものですねぇ。

　さて、このような改善は、毎月のモニタリングによって少しずつ良くなっているということがわかります。通所系サービスを利用している方の場合、要介護度の「改善」により、「利用料金が安くなる」こともあります。改善された場

「区分変更」とは、どんなときにやるんですか？ Q52

合にも利用者さんなどに区分変更申請の必要性を伝え、利用者さんの申請手続きができるように支援しましょう。

### ❹ むやみに区分変更の申請はしないように！

　介護支援専門員の中には、要介護認定の更新の結果、今までの要介護状態の区分よりも「軽い認定」が下りた場合、「今までのサービスが利用できなくなる！」ということを理由に、区分変更申請をする方がいます。また、介護給付から予防給付になったことでも、「そんなはずじゃない‼」と言って区分変更申請を行う方がいます。

　いずれも良い行為とはいえません。もちろん、認定調査シートを取り寄せ、内容を確認することは良いとは思います。しかし、明らかに現状とかけ離れた結果でなければ、利用者さんと共に「改善したこと」をまずは喜びましょうよ。

## とりあえず、Answer

　介護支援専門員は、利用者さんの状態が悪化した場合、速やかに区分変更の必要性を説明し、申請できるように支援しますが、もちろん、**改善された場合も**、速やかに区分変更申請の手続きができるように支援しましょう。要介護度が軽くなったということは、あなたの支援が「成功した」「まちがってなかった」という証でもあるのです。逆はつらいですが……。

# Question 53

## 「評価表」には何をどう書く？
## そもそも「評価表」って何？

評価表の存在を知ったんですね。まずは素晴らしい。さて、この帳票は、国が示してはいるものの、研修でもあまり使われていないみたいだし、まだ現場でも使われている気配がない。しかし、**油断は禁物**。今後使う可能性は大なので、その場合、どうやって使うのか。ひとまず案内しましょう。知ってから書くか、書いてから知るか……。

「課題整理総括表」の改善・維持・悪化と連動すると心得ましょう。

## 国が示しているのに人気がない、「評価表」活用までの不透明な道のり

### ❶「評価表」の登場とその経緯

　「居宅サービス計画」とは、利用者の自立支援の観点で、その時々の利用者の状態を維持・改善する目的で作成されるものです。そうであれば、本来は、**どんどん更新されていくもの**でしょう。しかし、なかなかそうはいっていないのが現状です。法定研修ばかりいくら増やしても、その技術を教えないのだから無理なのですが。

　何度も取り上げているように、ケアマネジメントにおける「適切なアセスメント（課題把握）が必ずしも十分でない」「サービス担当者会議における多職種協働が十分に機能していない」「ケアマネジメントにおけるモニタリング、評価が必ずしも十分でない」といった課題を指摘するだけで、有効な対策をしてこなかった国は、この報告をまともに受け止めて、有識者会議を開催。対応策

「評価表」には何をどう書く？　そもそも「評価表」って何？　**Q53**

を考えた結果、行政の不手際はいったん棚上げしたのは周知のとおり。そのまま税金のムダ遣いで終わるのか（その方がマシだった）と思いきや、平成26年6月17日、「課題整理総括表・評価表の活用の手引き」を公開。研修やサービス担当者会議などでの使用を促すこととあいなりました（評価表の記載例はP.231）。

## ❷ 効果的なケアプランの見直しを行うために使おう

　この場合の「ケアプラン」は居宅サービス計画のこと。だから、居宅の介護支援専門員はその帳票を作成する過程で、利用者がサービスを利用したのちに、現在の状況が「改善」するか「維持」するか、その可能性の有無を検討。「**改善**」「**維持**」「**悪化**」のいずれかに〇印を付けることになっています。国は、よほど介護支援専門員の文章力（というより国語力）に不安があるのでしょうね。

　介護保険法では、保険給付は「要介護状態の軽減または悪化の防止に資するように行われること」としているため、「悪化」が見込まれる場合でも、その分析過程で「維持」の可能性の有無を十分検討する必要があるとしています。そのため、介護支援専門員が「居宅サービス計画」に位置付けた**短期目標**の達成期間について、個別のサービス提供事業者さんから利用者さんの現状を伺い、この評価表を作成します。言うなれば、自分が課題整理総括表を作成したときに行った、「可能性の有無」を点検することが求められているというわけです。

## ❸ 短期目標の達成状況の評価が「5段階」で示されている

　介護支援専門員は、モニタリング訪問で把握した状況や、個別にサービスを提供している事業者さんからの報告等を踏まえ、評価します。「手引き」では、この評価が5段階で示されており、判断基準として「凡例」が掲載されています。この5段階の記号と記載方法は、評価表の下方にも小さな文字で案内されています。がんばれば「手引き」がなくても、担当者がモニタリング結果を見ながら、該当する記号を選択し記入することは可能です。

　「手引き」では、生活を維持するために必要な援助を、使い続けることを見込んでいる場合（たとえば「〜の状況を維持できる」といった内容の短期目標の場合）には、そのケアプランの期間の終期で状況が維持されているのであれば「「〇」

目標は達せられた」を記入し、再アセスメントの結果、生活の状況に大きな変化がなければ、同様の短期目標を次のケアプランでも再設定するとしています。

## ❹ 達成状況とその要因を「ケアチーム全体」で振り返る

　最後に、コメント欄には、先に行った短期目標の達成状況の判断（「結果」欄と同じもの）に記した**内容の根拠となる状況、次のケアプランを策定するにあたり留意すべき事項**を記載します。ここで特に注意が必要なのは次の点です。

1) 「結果」欄で「×1」「×2」を選択した場合は、個別サービス事業者が把握した利用者の心身の状況の変化、利用者・家族の生活環境の変化等を補記しておくことが重要であること。
2) 「結果」欄で「◎」「○」を選択した場合は、達成に効果のあった要因（利用者本人の意欲の変化やそのきっかけとなった出来事、援助を提供している担当者の関わりの工夫など）を補記する必要があること。

　そして、これらの情報を個別サービス事業者と共有してより良いケアの実現に向けた基礎情報として、次回のサービス担当者会議などで活用することが期待されているのです。

## とりあえず、Answer

　介護支援専門員の役割は、自立を支援することです。とはいえ、利用者さんによっては、現状を改善なんて無理！という方もいらっしゃいますよね。それでも、利用者さんは、あなた（ケアマネ）を頼りにしているし、「その人なり」であっても、毎日の生活をがんばっているのです。

　評価表とは、そんな**利用者さんの「がんばり具合い」を測らせていただくツール**なのです。短期目標の達成の時期には、その期間を共に振り返り、以前の状態を思い出しながら、現況を語り合う。それはそれで、がんばって生活をされてきた利用者さん本人と、支えてきたご家族をねぎらう機会ともなるのではないでしょうか。同時に、支援してきた自分自身のがんばりの評価と、今後の意欲の向上にも結びつけていけたらよいと思いますよ。

## 「評価表」には何をどう書く？　そもそも「評価表」って何？　Q53

### 評価表

利用者名　玉前　和子　殿　（通所介護事業所より1例）　　　作成日　〇〇年〇月〇〇日

| 短期目標 | (期間) | 援助内容 | | ※1 | 結果※2 | コメント（効果が認められたもの/見直しを要するもの） |
|---|---|---|---|---|---|---|
| | | サービス内容 | サービス種別 | | | |
| ①家事活動の訓練を受けて、自宅で実践できる。 | 〇〇年〇月～〇〇年△月△日 | ①家事活動訓練の提供。③本人の興味が出るアクティビティの提供。 | 通所介護 | | △ | 調理実習は意欲的。固定まな板にもチャレンジした。→目標：固定まな板を使いこなせるに変更。ぬり絵や書道などに参加している。特にぬり絵に興味を持ち、取り組んでいる。 |
| ②趣味活動を広げられる。 | | | | | | |
| ③体の動かし方を体得する。 | 同じ | ①送迎・機能訓練計画による訓練の実施。個浴の練習。 | | | △ | 体の動かし方は、その都度説明している。不安定は軽減されている。継続。スライドボードでの移動も慣れてきている。自宅での訓練を開始してはどうか。 |
| ③入浴方法を習得する。 | | | | | | |
| ①活動性を増やし、体重を減少できる。 | 同じ | ④健康チェック・相談・助言。 | | | ①は〇 ②は△ | 自宅でも、食生活に注意し、体重減少が見られた。健康状態については再発するのではないかと不安がある。引き続き、健康状態については傾聴する必要がある。 |
| ②病気についての心配事を相談する。 | | | | | | |
| ②家族会に参加し、情報交換できる。 | 同じ | ⑥本人・家族の相談・助言。 | | | △ | 春の家族会へ参加。他の家族と交流し、お互いの悩みを共有することができた様子。家族会への参加を継続する必要がある。 |

※1「当該サービスを行う事業所」について記入する。　※2　短期目標の実現度合いを5段階で記入する（◎：短期目標は予想を上回って達せられた、〇：短期目標は達せられた（再度アセスメントして新たに短期目標を設定する）、△：短期目標だが期間延長可能だが達成は困難であり見直しを要する、×1：短期目標の達成も長期目標の達成も困難であり見直しを要する、×2：短期目標だけでなく長期目標の達成は困難である）

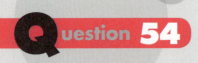

## 自宅でのモニタリングを拒否されています。どうすれば？

そうですねぇ〜。介護支援専門員には、月1回、利用者さんの居宅に訪問して、モニタリングを行うことが定められています。まぁ、こちらとしては「お仕事」ですし、「ルールで決められているもの」ですから、行かざるを得ませんよね。でも、利用者さんやご家族にとっては、サービス利用だけでも日々精神的には負担があるはず。ましてや、直接サービスをしない介護支援専門員が毎月訪問してくるのは、**かなりしんどい**ものかもしれません。でも、どうして月1回の訪問が義務づけられているのでしょうか。わからない？　ただ、「決められているから行く」では、なかなか同意を得るのは難しいと思います。なぜかについてご案内いたしましょう。

「モニタリング」は報酬への道と心得えましょう。

### かたくなな拒否から「説明と同意」までのけっこう遠い道のり

❶「居宅介護支援」の歴史を理解する

**(1) なかなか理解されないモニタリングの価値**

　介護保険がスタートした平成12年のころは、ケアマネジメント自体がまだまだ手探りで、現場のケアマネジメントに対する方法も現在ほど厳格とはいえませんでした。当時高齢者の医療保険制度の有料化に併せ、老人福祉も措置制度から介護保険制度（契約制度）に変更になりました。いくぶん制度としては使いやすくなり、国民に介護保険の周知とその定着をはかるため、介護支援専門員（ケアマネジャー）にサービスの利用を推奨していました。

自宅でのモニタリングを拒否されています。どうすれば？ Q54

　しかし、制度の周知につれ、サービス利用が過剰気味になってきたため、またもや財源に不安が出てきました。その結果、平成15年の介護報酬改正では、厳しく見直しがなされることとなりました。まず、サービス給付にはいろいろ条件がつけられ、特に居宅介護支援では、「居宅サービス計画」の交付、月1回、3か月に1回のモニタリング結果の記録、要介護認定の更新時にはサービス担当者会議の開催など（指定基準として定められていた）、これらの要件を満たせないと介護報酬の減算とされました。

　ただし、当時は、利用者さんはもちろん、介護保険制度の要である介護支援専門員も制度に不慣れであり、チェック側の行政や保険者もほぼド素人集団であり、しかも数年で人事異動があるため、なかなか専門的知識や経験が蓄積されません。したがって、介護保険の理念よりも利用者さんの希望（「ヘルパーさんに来てほしい」「通所介護に行きたい」など）を優先し、提供していました（いわゆる「御用聞きプラン」）。加えて、介護支援専門員も「試験は得意だが人と話すのが苦手」という人が資格試験の合格者に多く、定期的な訪問が苦手な「残念な相談援助職」として存在し、なかなか制度理解が進みませんでした。

**(2) ようやく浸透してきたが……**

　介護保険制度のスタートから16年も経過すると、巷でもそれなりに定着しているようです。「お宅のケアマネさんは定期的に来る？」「うちは、なかなか来ないわ」「他のところのに変えちゃえば？」なんてケアマネには物騒な話がファミレスなどの席で聞こえてくる（笑）。まぁケアマネジメントのシステムが浸透してはきたなぁとの実感はあります。

　ただし、現在も、直接費用が発生していないため（100％給付）、利用者さんにも、この訪問が（「居宅介護支援」という）サービスの一環であるという意識はないでしょう。これは介護支援専門員の説明不足もありますが、この介護支援専門員による月1回の居宅訪問は、まぎれもない介護支援専門員による「介護サービスの提供」のひとつなのです。確かに利用者さんに直接請求しませんが、（保険給付で）お金をいただいています。ですから介護支援専門員自身が、そのあたりを自覚しておく必要があります。

## ❷ 居宅介護支援とは、「どんなサービス」で「何」を提供しているのか、しっかり説明する

### (1) 介護支援専門員の仕事は「無料」ではない

　介護支援専門員は、インテーク面接（契約を目的とした面談）時に、重要事項説明書により、基本ルールや料金について説明しています。この際の**居宅介護支援の利用料金は、今のところ「全額給付」**で、利用料金は発生しておりません。しかしながら、介護支援専門員が利用者さんなどに「（このサービスの）利用料金は発生しませんから」と、さも「無料のような説明」はいけません。

　介護支援専門員の仕事は、**連絡・相談・調整**という、ビジュアル的ではないお仕事。実はコレ、大変な仕事なんです。将来も機械化できない仕事ランキングにも入ってます。それを**「無料」と思われるような説明ではダメ**。「あなたの支援（ケアマネジメント）には、1か月にこのくらいの費用が発生し、全額給付で事業所にはこれだけ介護報酬が入る仕組みになっています」と説明しなければいけません。

　「指定基準」の第十三条、具体的取り扱い方針第二項には、「指定居宅介護支援の提供に当たっては、懇切丁寧に行うことを旨とし、利用者又はその家族に対し、サービスの提供方法等について、理解しやすいように説明を行う」とあります。これは、介護支援専門員が行うケアマネジメントのPDCA（Plan-Do-Check-Act）のシステムについて説明するということなのですが、介護支援専門員の中には、この「サービス提供方法等」を「ヘルパーさんなら～」「デイサービスは～」と、**居宅サービスの提供方法を説明する場と勘違い**している方が、まだまだ多いのが残念です。そのせいか、利用者さんから「何もしないで、毎月ハンコだけ取りに来る」と言われる方もいるわけですよ（泣）。

　はじめに介護支援専門員は、利用に当たってのPDCAのサイクルを利用者さんたちに、わかりやすく説明するように心がけしましょう。そして、「毎月自宅を訪問して、モニタリング（現状把握）をやれないと、こちらの報酬も減り、こちらでのケアマネジメントを適切に行えなくなります。私以外の介護支援専門員が来たとしても、ケアマネジメントが適切にできなければ（協力がないと）、サービス利用にも弊害も出てくる可能性があります」と率直に説明する必要があるでしょう。それでも、なお拒否があった場合でも、「**利用者都合による特**

自宅でのモニタリングを拒否されています。どうすれば？

段の理由があれば、訪問しなくてもよい」という規定もありますので、それに当てはまるか否かは保険者に相談ということになりますね。

### (2) 利用者さんにわかりやすく説明を！

一方では、利用者さんを前任者から引き継いだ場合、なかなか受け入れてくれないなどの問題があったりしますし、前任者が「居宅を訪問しないモニタリング」を実施し続けていたりすれば、「なんで今までの人は来なかったのに、あんたになったら訪問したいと言ってくるわけ？」という、苦情につながることもあるやもしれません。だからこそ、引き継いだ利用者さんこそ、最初が肝心なわけです。まず、新たに担当になった自分はどのような人間であるか利用者さんに理解していただくため、必ず自己紹介に伺いましょう。

「介護保険制度の変更点などを説明したいのですが、いかがですか？」という断わりを入れ、アセスメントから「居宅サービス計画」の作成方法、サービス担当者会議の必要性、定期的な開催について。さらに月1回、自分がこちらを訪問し、利用状況を確認したり、新たな困りごとが発生しないかのご相談を伺いに来ることを、新たな担当者は、わかりやすく説明していく責務があると心得ましょう。

## とりあえず、Answer

利用者さんやご家族さんが、モニタリングを嫌がる気持ちはわかりますよね。元々、自分のことが自分でできれば、他者に自分たちの生活に踏み込まれることはないのです。利用者さんやご家族はできるならば介護保険制度は利用したくはないはずですよ。そのことを肝に銘じ、「これをやらないと使えません！」という強硬な態度ではなく、「自分を頼りにしていただけませんか？ 今後もより良い支援につなげたいと考えております。どうか月に1回、お話を伺わせてください」とあくまでも穏やかに説明し、同意していただけるように心がけましょう。

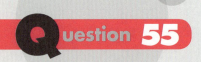

# 訪問サービスですが、娘さんが離れず、現場が困っています……。

そうですねぇ。家族が「大変だ〜」と訴えたので、介護負担の軽減のために訪問介護などの訪問系のサービスを入れても、そばについて片づけや準備をする方って、けっこういらっしゃいますよ。さて、どうすればよいかを思案しましょう。

 家族の役割はプランに組み込もう。

> ## 次から次へと発生する問題の
> ## 解決へのふらふらの道のり

### ❶ モニタリング時に、ご家族の気持ちをしっかりと伺う

　介護支援専門員は、「はじめて」利用される方々の場合は、より丁寧なモニタリングを心がけましょう。利用者さんにもご家族にも、サービス利用は助けにはなったとしても、即解決とはなかなかいきません。それどころか、さまざまな人々が出入りするので大変。かなりの負担になってしまうこともあります。だからこそ、初期にはある程度の短いスパンで伺って関われるように心がけましょう。

　ここからは、要介護5の寝たきりの母親を介護する娘さんとのやりとりを再現してみました。

【利用2週間後に行う「モニタリング」の一例】

 こんにちは。お母様の具合はいかがでしょうか？

訪問サービスですが、娘さんが離れず、現場が困っています……。 Q55

あら蘇我さん。このたびはお世話をおかけします。母ですか？　まぁまぁですかね。

ちょっと、ご本人にごあいさつしてもよろしいでしょうか？

ええ、散らかっていますが、どうぞどうぞ。

ありがとうございます。物部さん、こんにちは！　蘇我ですよ。わかりますか？

……うん？（娘の方を見上げる）

いやだ、お母さん（笑）。ケアマネの蘇我さんよ。そ・が・さん。

……あいやぁ！　はいはい。（首を縦に振る）

記憶回復（？）したみたいね〜。

良かったです。ところで、ねぇ物部さん。ヘルパーさんが来ているでしょう。わかりますか？　ヘルパーさん？

お母さん。ほぉら、毎朝、体をきれいにしてくれている、あれよあれ！　中臣さんと、菅原さんと、大伴さんだったかしら？　交替で。

そうでしたか。3人体制なんですね！

そうなんですよ。8時には、ちゃんとピンポン！って鳴るわね（笑）。

なるほど、ピンポンが鳴る、と。それで、娘さんは休めてますか？

物部さんが『少しでも休まないと』って言ってくれたから、朝はヘルパーさんに任せようと思ったんだけど。……でも。

んんん。ヘルパーさんってやはりうるさい……んですかね？

そんなことはないわよ。みなさん、それはそれは静かにカギを開けて入ってきて下さるわ。『いつ来たの？』と思うぐらい（笑）。私もやっぱり気になるんですよ、母が。だから、お手伝いでも、と思って顔出すんだけど……。よくないですか？

そりゃ気になりますよね。ここ６か月、退院して、お１人でがんばってきたのですからね。そりゃ気になって当たり前ですよ。

ありきたりだけど、母一人娘一人、本当に苦労をかけてきたんですよ。少しでもみてあげたいと思っちゃうの。

……物部さんも娘さんも、がんばってこられたんですよね。

そうなんだけど、最近私も腰が痛くてなかなか思うようにみてあげられないの。だから、ヘルパーさんで助かってはいるのよ。でも……。

そばにいてあげたい？

……のもあるし、みなさんのやり方（介助）をみていると、私も勉強になるのよ、ふふふ。そういうふうにやればいいのかぁって。

わかりました。では、こうしませんか。ヘルパーさんが来るときに、娘さんの調子が良ければ、娘さんに準備や片づけなどできることをしていただくことを「ケアプラン」に盛り込むというのは？　ねぇ、物部さん！

　物部さんには、なんとなく２人の会話は聞こえているようでこっくりとうなずきました。

私から、スカンツかね運ヘルパーステーションの賀茂さんに伝えておきますね。あそこのサービス提供責任者が、『娘さん、ずっとそばにいるけど、体は大丈夫？』って気にして連絡をくれたのです。

そうでしたか。あの方、本当にテキパキとやってくれていますわ。どうぞよろしくお伝えくださいね。

訪問サービスですが、娘さんが離れず、現場が困っています……。

## ❷ 情報は、サービス提供事業所と共有する

蘇我さんは帰社後、スカンツかね運ヘルパーステーションへ電話を入れます。

 もしもし、賀茂さん？　蘇我です。お世話になっています。先ほど物部さんのところへ行ってきました。

 蘇我さん！　物部さんのところ？　娘さんの件ですか？　どうでしたか？

 娘さん、ヘルパーさんに頼みたい気持ちは十分あるんだけど、やはり……気になるみたい。それにおむつ交換のやり方なんかが、けっこう勉強になるとか。

 そうでしたか。なかなか任せていただけないなぁ～と気になっておりましたが（笑）

 そこでなんだけど、ケアプランにさ、娘さんの役割を追加したのよ。今のプランでは娘さんの役割が見えなかった、というか全然ないじゃない（笑）。変えておくから、またその折りは他の方にもよろしくお願いします。

### 心身機能の課題例（ケアプランから抜粋）

| 課題 | 長期目標 | 短期目標 | サービス内容 | 担当者 |
|---|---|---|---|---|
| 健康状態を維持して在宅生活を継続したい。 | 健康管理を受けながら再入院をしない。 | ①定期的に療養の管理ができる。②体を清潔に保ち、褥そうを予防する。 | ①往診・相談指導②健康チェック・相談助言③おむつ交換・清拭④見守り・物品片づけ | ・○○診療所・訪問看護・訪問介護・娘 |

## とりあえず、Answer

重介護のご家族を目の当たりにしたり、大変さを訴えられると「何とかしてあげたい」「何とかしなきゃ」と、すぐにサービスの導入を考えがちですが、実は、家族のほうではまだまだ**気持ちが揺れていたり**します。導入時にはこまめに関わり、微妙な心や環境の動きを把握しておきましょう。また、ケアプランに家族の役割はできるだけ取り上げるように心がけましょう。

## Question 56

# 利用者がデイサービスに行かなくなりました。どうすれば？

まぁ、よくあるケースではありますね。やっと「居宅サービス計画」を作成し、サービス調整。サービス担当者会議の開催にこぎつけ、ようやく利用しはじめたと思ったらドン！ 数週間、あるいは1日行っただけで行かなくなるというケース、よくありますよね〜。ケアマネ泣かせと言うべきか、利用者さん泣かせと言うべきか。混乱と絶望の中、どのような対応がよいのか案内しましょう。

 「原因究明」を懇切丁寧に、しかし確実に行う。

> ドンときたものの、再びデイサービスに
> 行ってもらえるまでの道のり

### ❶ 原因が「サービス提供事業所」にあると考えられる場合
**(1) 原因をさぐってみる**

　利用者さんが、デイサービス等に行かなくなる原因はさまざま。本人は行く気分じゃないのだが、家族の「たっての願い」でしぶしぶ行くことを了承したような場合などに見られます。そこで我慢して行くのがよいかどうかは別にして、まぁ、我慢が続かないところが、家にいられない原因にもつながっていることが多いのですが……。とりあえず、介護保険は利用者さん本位。まず、利用者さんから「あんなところに行きたくない」という発言を得たのであれば、介護支援専門員がどう関わっていくか。あまり遭遇したくない場面ですが想定してみました。

## Q56 利用者がデイサービスに行かなくなりました。どうすれば？

 もしもし、白石さん？　関口の娘の良子と申しますが。

 はい。白石です！　ああ、関口さんの、どうされましたか？

 本人が……デイサービスには行きたくないって言い出しちゃって……。

 ……何かあったのですかね。まずは、デイに確認しますか？

 ええ……、さっきから怒っていて、もう行かない！と言っておりますが、困りました。今日はもう仕方がないですが、これからどうしようかと。

 すみません。デイに確認後、それから伺ってもよろしいですか？

　電話を切った白石さんは、デイサービスへ電話して事情をたずねました。相談員からは「ご本人はなかなかなじめないようで、ここで過ごしていただいているときも、スタッフも関わるようにしていたんですが、どうもご機嫌が悪いようで。体操などには参加されていたので、大丈夫かなぁと様子を見ていたのですが」とのことでした。そして利用者さん宅に伺いました。白石さんと関口さん親子が相談しています。

 ところで、関口さん、娘さんからデイサービスへ行かないっておっしゃられたと伺ったんですが、失礼ですが何かありましたか？

 そりゃ、最初は丁寧だったし、話もした。体操も誘ってくれたんだが、『足が痛いから今日はいいから』と断ったんだよ。そしたら、職員のヤツ『体は動かさないとだめになりますよ！』と大きな声で、おれの肩を叩くんだ。だから、怖くなって体操には行ったさ。でももう、あんなとこ嫌だよ。行きたくないね。

 なるほど、そんなことがあったんですか？　困りましたね。では、どこか別のところを案内しましょうか？

 いいよ。もう、どこにも行きたくない。いいからほっといて。

### (2) 利用者さんの気持ちを受け止めよう

　結局、ご本人は最後までかたくなに「行かない」というし、娘さんも「言い出したら聞かない人だから」というので、しばらく様子を見るということになりました。さて、みなさん、実はこの会話の中で、「介護支援専門員の対応」に間違いがあることに気づかれましたか？

　「困りましたね。では、別のところをどこか案内しましょうか？」です。このとき白石さんの頭の中は、「本人に通所介護に行ってもらわないと困るなぁ」という気持ちでいっぱいでした。そこで、つい「困りましたね」、さらに、ここがダメなら他のところがと考えてしまい、「では、どこか別のところを……」という言葉につながってしまったのでしょう。

　利用者さんは、「介護職員のとった態度行動が嫌だった」と訴えています。だから、ここでかけるなら、「それはいけませんね。さぞ嫌な思いをされたでしょうね」とその気持ちを「受け取った」と表明する必要がありました。そのときの相手の「感情」を言葉で表明してこその「共感」です。この場合は「辛い」「悔しい」「切ない」などの気持ちがあります。次に、ご本人の意向を伺うため、「では、どうしましょうか？」と質問を重ねます。こうすることで、ご本人に選択権が渡りますので、再度本人が自分で対応方法を考えることができるのです。それで行くか行かないかは、利用者さんによってさまざまです。

　利用者さんが通所介護を利用されるまでに、どのような経緯（家族の強い押しなど）をたどったとしても、最終的には、利用者さんなどが選択した事業所です。介護支援専門員の判断で勝手に変えることはできません。最終的には利用者さんなどが、「意向を表明できる」ように支援しましょう。

　一方、この場合は利用者さんが、通所介護事業所に対して苦情を表明していますから、通所介護事業所側に「苦情処理」を依頼します。このときに介護支援専門員は過度に介入しないほうがよいでしょう。利用者さんなどの依存心を増し、ケアマネ自身のより大変な思いにつながるかもしれません。その場合も、「無視」せずに事の成り行きを見守るのです。

### ❷ 原因がサービスの選択のミスマッチにある場合

　利用者さんにすれば、「アクティビティ中心」の通所介護と「リハビリテー

**Q56** 利用者がデイサービスに行かなくなりました。どうすれば？

　ション中心」の通所リハビリの区別は、なかなかつきにくいのです。最初は、デイサービス「へ」との意向があり、デイサービス「を」案内し、数か月後、「あのデイには行きたくない。絵を描いたり、歌を歌ったりするばかり。歩行訓練は午後に少し。自分はもっと訓練を受けたいんだ」と言われたりもします。このような場合はサービスのミスマッチなのです。

　ただし、この時点では、利用者さんからの一方的な訴えです。まずはデイサービスに事実確認を行います。そして、デイサービスにモニタリングをお願いし、直接ご本人の意向を再確認していただきましょう。その結果、**サービスのミスマッチ**であれば、「居宅サービス計画」の見直しを行います。

　この場合、注意が必要なのは、「本人の思い」と「体の状況」の違いです。本人がリハビリ訓練を受けたいと考えていても、医療的見地から、難しい場合もあります。そこで、リハビリ訓練を受けるためには主治医に相談する必要がある旨を説明し、本人の了承のもと、主治医に相談します。「問題なし」ということであれば、サービス提供事業所を案内しましょう。

## とりあえず、Answer

　現行、デイサービスの費用は、時間によって異なります。そのため、長時間の滞在時間を負担に感じる方、短時間で物足りない方とさまざま。介護支援専門員は、事前に費用について、通所施設にはさまざまな形態があり、時間によって費用が異なることを十分に説明し、まずは見学を推奨し、**利用者さんに納得していただいた上で**、サービスを利用できるように支援していくような心構えが必要でしょう。

# Question 57

# 「栄養指導」を守ってくれません。どうすれば？

介護支援専門員が支援する人々には、糖尿病や腎臓病などのさまざまな持病があり、栄養管理が必要な人々が多くいらっしゃいます。そんな方々でも、病院にいるときは文句を言いながらも、食事のときにはおいしそうにいただいています（数日しかもちませんが）。退院時に院内の管理栄養士から栄養指導を受けても、在宅生活ではバランスの良い食事は難しい。そもそも、そんなことができるくらいなら、病気自体にならないことでしょう。介護支援専門員が療養食の配食弁当などを計画に入れたとしても、「うまくない」「高い」など、早々に断わられてしまっていたりしますが、そこが人間。さて、どうしたらよいかのヒントを案内しましょう。

 管理栄養士の地域での活動がスタートしている。

---

### うまい、まずいは調理師へ！「そんなの関係ない」栄養士との道のり

❶ 日本栄養士会が「地域における訪問栄養食事指導のガイド」を作成

**(1) 管理栄養士さんとの連携を視野に入れる**

　管理栄養士さんの仕事をざっくり紹介しますと、病院や診療所・施設など、集団生活をしている場において、個別の患者さんの状況を見ながら「栄養ケア計画書」を作成し、その方々の「身体状況に合った食事」の提供に関わることです。ここで勘違いしてはいけないのは、「うまい」「まずい」は調理側（調理師など）の料理を作る方々の仕事の範疇なのです。管理栄養士さんも味は気にしてはい

> 「栄養指導」を守ってくれません。どうすれば？ Q57

ますが、あくまでも基本はその方に必要な「健康重視の味付け」と「食材の選択」です。健康のために作られた特段の配慮をもって作られた料理ですから、あまり「おいしい」とは言われませんね、ほとんど味がしないし（笑）。

　介護や福祉職が基本資格の介護支援専門員が、管理栄養士さんと関わるとすれば、利用者さんの退院時に（機会があれば）栄養指導に同席し、注意点などを伺うくらいでしょう。でも、滅多にないかもしれませんね。やはり、管理栄養士と介護支援専門員の資格をもつ方が介護支援専門員として、あるいは担当介護支援専門員と協働で栄養管理を反映させていくほうが多いかもしれません。

　近年、施設の介護職はもちろん訪問介護でも、「特段の配慮が必要な食事」の提供時には、管理栄養士との連携が必要となっていることもあるし（以前は特段の配慮の定義自体が曖昧だった）、施設内での交流はあると思います。

　しかし、聞くところ（笑）、管理栄養士さんと訪問介護員さんに連携をお願いしたところ、ヘルパーは「いちいち指示してきてやりにくい」との不満や、管理栄養士は「話を聞いてくれない」という愚痴をこぼされるなど、双方からの不満があって、なかなかうまくいかないことも多いと思われますが、連携が難しいのも専門職であればこそ。介護支援専門員も間に入ってなんとかせねばいけませぬ。プランの舵取りは介護支援専門員のお仕事。そのままじゃ利用者さんが困ることにつながりますからね。

## （2）「地域における訪問栄養食事指導のガイド」

　そのような動向のおり、公益社団法人日本栄養士会では、平成26年度老人保健事業推進費補助金　老人保健健康推進等事業として、「管理栄養士による在宅高齢者の栄養管理のあり方に関する調査研究事業」で、その活動をまとめた「地域における訪問栄養食事指導のガイド」（管理栄養士によるコミュニティワーク）というガイドを作成。

　このガイドでは、管理栄養士による居宅療養管理指導の実態と栄養管理体制を把握し、管理栄養士による在宅高齢者への栄養ケア・プロセスに基づく有効な栄養指導方法や、事例から学ぶ地域連携方法を提示。その上で、今後多くの在宅高齢者や介護者のニーズに応え、栄養改善に寄与するために、在宅訪問管

理栄養士の増加に期待としています。

　つまり、地域包括ケアシステムの構築において、在宅訪問管理栄養士を増やしていくことを表明しました。介護支援専門員も、より在宅管理栄養士さんの仕事を把握していかないといけませんね。

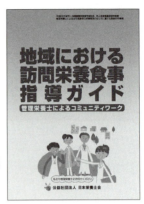

「地域における訪問栄養食事指導ガイド」

## ❷ 在宅訪問管理栄養士さんの仕事とは？
### (1) 管理栄養士による居宅療養管理指導

　管理栄養士による「居宅療養管理指導・介護予防居宅療養管理指導」とは、地域にある指定居宅療養管理指導事業所の管理栄養士さんが行います（「管理栄養士」とは名称独占の国家資格）。医師の指示に基づき、管理栄養士による「栄養ケア計画書」に基づいた指示を行います。

　具体的には、通院が困難な在宅の利用者さんで、特別食を必要とする、または、低栄養状態にあると医師が判断した方が対象。特別食とは、腎臓食、肝臓食、糖尿食、胃潰瘍食、貧血食、脂質異常症食、痛風食、減塩食、嚥下困難者のための流動食などで、毎月2回までの訪問が可能です。

　介護支援専門員は、利用者さんに栄養ケアの必要性についてのアセスメントを行い、その結果を利用者さんやご家族に説明し、同意を得て、主治医の医療的判断に基づいて「管理栄養指導」が必要な場合であれば、管理栄養士に依頼ができるとされます。

　しかし、このシステムでは、管理栄養士さんは主治医とは別の医療機関に属することになるため、医療保険による「訪問栄養食事指導」は認められておりませんので、介護保険による「居宅療養管理指導」の対象者に限られています。その結果、利用者さんごとに主治医やかかりつけの医療機関が異なってしまうため、管理栄養士側には、より積極的な連携姿勢が求められるのです。

## Q57 「栄養指導」を守ってくれません。どうすれば？

### （2）「栄養ケア・ステーション」も設立

　いよいよ栄養士さんも、看護師さん同様に、主治医と積極的に関わる時代になってきました。そういう時代になったのでしょう。しかし、やはりキーパーソンは、「医師」なんですよねぇ。だからかかりつけ医（主治医）が誰になるかで、利用者さんの人生の明暗を分けてしまう可能性が高くなります。そりゃ医師も大変ですが、「権限」を持っている以上、がんばっていただかないと……。

　その昔、看護師さんが「訪問看護ステーション」を設立したのと同じく、今は、管理栄養士さんや栄養士さんが、「栄養ケア・ステーション」（平成20年4月）を各都道府県の栄養士会に設立しています。この栄養ケア・ステーションは、地域や医療機関に対して栄養支援を行う拠点です。介護支援専門員も、この各地域にある栄養ケア・ステーションを訪問し、そこで働く人々と顔が見える関係を築くことが必要になってくるかもしれません。それはそれで、その前に、管理栄養士さんたちには、調理担当の方々とよりおいしい健康的な食事を研究していただきたいと思うのですが。

### とりあえず、Answer

　なぜ、「居宅サービス計画」に、居宅療養管理指導（管理栄養士の訪問）が必要なのか？　管理栄養士がその方の栄養状態を気遣ってくれるということでしょう。もちろん、調理を担当するヘルパーさんも、栄養を気遣っていますが、その方の病状が維持・改善されているか否かは、現状、定期的な健診データにより判断されています。管理栄養士はこれらのデータを見ながら、利用者さんに**科学的根拠に基づいた指導**（がんばる姿を称賛し、怠けていたら激励する）を行い、そのような関わりが、利用者さんの「しょうがないな、治療食を食べるか」という意欲につながらないかな、と考えます。

　とはいえ、病院でも施設でも、管理栄養士さんは通常1人で担当しています。より管理栄養士さんも他職種とのチームケアの一員となり、互いに意見を言える関係の構築が急務でしょう。職種に限らず、「自分の感想を言うだけの二流のプロ」からの脱却はお願いしたいところです。

## Question 58

# 専門病院への受診が必要。
# 娘さんへのサポートは？

昨今、このような場面にたびたび遭遇しますね。認知症状の出現や行動が出てきて、主治医に相談しても相手にしてもらえなかったり（それで主治医といえるのかが疑問）、介護支援専門員には認知症という診断はできません。どうしたらよいかわからないっていうことがあります。他の病気でも専門病院への受診は適時必要ですが、あえて「認知症」という病気を題材に、どうしたらよいのかを考えてみましょう。

 娘さんから「頼られる存在」になろう。

## 良くも悪くも、専門病院に通院するまでの道のり

❶ 今、「ここで起こっていること」をひたすら聴くこと

**(1)「もしかして認知症？」**

　現在、これだけ「認知症」という病名の話題が日常的に出てくるということは、誰もが、この病気についての「中途半端な知識」をもっているのと同時に、「ああ（認知症）はなりたくない」「（身内に）なってほしくない」と思っているということの現れです。とはいえ、現実的には簡単には、いや念入りに対策を立てていても思うようにはなりません。……なにしろ病気ですから。

　ある日突然、本人や家族が「もしかして、これって認知症の始まりか？」と思う段階があります。家族は、「うちのお母さん、お父さんに限って、そんなことはありえない」と根拠もなく、信じ続ける方も多いです。まぁ、これも当

専門病院への受診が必要。娘さんへのサポートは？ Q58

たり前のことですが、支援を担当する介護支援専門員としては、支援方法が定まらず頭を悩ませる原因のひとつとなっているのです。

## ❷ 仮想事例：家族もケアマネもつらいが、本人はもっとつらい

こんにちは！ 鈴木さん。どんな感じでしょうか？ 先ほど電話をいただいたので、ちょっと心配になってお邪魔しましたが。

ああ、廣川さん？ 来てくれたのねぇ。良かったわぁ。見てちょうだいよ、これ。母が台所のすみでやっちゃった（排尿した）みたいなの。あれほど、トイレはここよって言っているのに……。本当に困った人。

ああ、そりゃあ大変。どうしましょう？ 何かお手伝いしましょうか（なぜかポケットにはいつも使い捨ての手袋あり）。

ありがとう。でもこういうことって、他の人にさせられないわよ（笑）。ほらほら、お母さん！ ズボンが濡れている。お風呂場に、お風呂場に行きましょう！ そこは台所！ もう！ 本当に私のほうが泣きたくなるわよ。あっ、ちょっと待っててくださる？ 今着替えさせてくるから。

廣川さんは、玄関先でしばし待つことに。その間にも奥のほうでは娘さんの怒鳴り声が聞こえ続けています。経験も浅い介護支援専門員ならば、「すわ、虐待！」ととらえる場合もあるかもしれませんが、この場面を見ただけで虐待と決めつけません。よくよく関わり、**失礼のないように配慮しつつ、観察**してください。虐待もないではないし。さて、どうやら、ひと段落ついたようです。

ほ〜ら、お母さん。さっぱりしたでしょう。もう、次はトイレでしてちょうだいね。

うるさいわね！ まったく。この人ったら……。

この人？？？ 私はあなたの娘よ！ ひ・ろ・こ、わかってるくせに！

ご本人は無言のまま、自分の部屋に入って行きました。

まったく。あっ、廣川さん、わざわざごめんなさいね。私もこんなの初めてでびっくりよ。まぁまぁ聞いてくださいよ。ささ、こちらへどうぞ

　娘さんのお話によると、前から物忘れはあったが、このごろ急にひどくなって、「あんたが盗った」などと言い始めたなど、思いのたけを一気に話してくれました。ふう。この先のことを考えると不安でしょうがないこと、でも精神科なんて連れて行きたくないことなど、怒りと涙で訴えたようです。

### (2) ケアマネはどう対応する？

　さて、あなたが担当のケアマネだったらどうしますか？ この段階で「専門医の受診」を勧めますか？　経験が豊富な廣川さんは、次のように対応しました。

 娘さんの大変さはわかりました。こんなに一生懸命みているのに、泥棒呼ばわりや、話も全然聞いてくれなければ、ほとほと疲れてお困りですよね。いや〜、ほんと大変です。よくがんばっていらっしゃいます。私も、娘さんがいらっしゃるので安心してしまい、気づかずに、すみません。

 廣川さんが悪いわけじゃないから。母が世話してんのに全然話を聞いてくれないんで腹立つの。この前もね、あんまり何度も同じことをブツブツ言うから、うるさい！って怒鳴っちゃったの。そしたら、親の仇でもみるような怖い顔してにらむのよ。あんな顔初めてよ……。

 なるほど、怒鳴っちゃいましたか。そりゃお母さんもびっくりされたことでしょう。さて、どうしましょうかねぇ。ううん、こういう場合の方法として、こんな手もよくご家族が使われます。とりあえず、今はお母さんというよりも、まず娘さんが助からないといけませんから。

 私が？

 そうです。今は、娘さんが困っているんですもの。まずは、娘さんが、……言いにくいのですが、心療内科に通院し、医師に現状を伝えて、どうしたらよいかを相談するのです。

専門病院への受診が必要。娘さんへのサポートは？ Q58

私のほうが病気？

いいえ、今はかなり心労があるみたいだから、心労内科ならぬ心療内科に良い相談相手になっていただくのがよいのですよ（笑）。まぁケースバイケースですが、この場合はそれが良いと思います。まずは娘さん自身が自分を保って、お母さんと関わっていかないとこれからつらくなりますよ。

　このあと、数回の話し合いの後、娘さんは心療内科へ行き、せつせつと現状を訴えたそうです。そして、廣川さんに、「先生に話したら、すっきりした」ことと、次回はお母さんと一緒に行くことになったと話してくれました。
　ここでは「認知症」を想定していることもあり、本人だけではなく、むしろ「ご家族」の救済を視野に入れているため、本人も含めて診察し、時間をとって話を聴いてくれる「心療内科」をお勧めしています。認知症状は多様な病気や環境による発現が考えられますから、簡単に「精神科」ともいえないのです。

## とりあえず、Answer

　この支援方法は、「家族が認知症について理解を深める必要がある」という判断から出た行動です。このようなケースでは、介護支援専門員が娘さんの「この先が不安」という言葉にとらわれ、ご本人の病気安定のために専門医の受診やサービス導入を考えてしまいがち。いくらそのような代替え策を提案しても、混乱している家族は聞き入れてくれません。逆に話を聞いてもらえないという不信感を抱くこともあります。**家族の安穏を確保**することを1番とし、よく話を聴き、辛い感情をまずは放出していただきましょう。

## Question 59

# 利用者が入院しました！
# ベッドなどはどうすれば？

利用者が入院した？　そりゃ大変！　せねばならぬことがいろいろあって何からしたらよいのか。とりあえず、今日、利用予定の訪問介護や通所施設などには連絡を入れたと思いますが……。さて、ベッドやら車いすなどどうしたらよいのか？　もしかしたら、意外に早く帰ってくるかもしれない。こんなこともあると考えていても、いざ、その段階になってみるとやはり焦ってしまいます。どうしたらよいか案内しましょう。

 基本的に医療保険と介護保険は併用できない。

> 制度と制度の間で右往左往しながらも、
> なんとかやりくりできるベテランケアマネに
> なれるまでの道のり

❶ 事前に十分な説明と対応方法を決めておこう

**（1）介護保険でなく医療保険？　福祉用具は？**

　実際に、医療保険と介護保険は「まったく併用ができないか」というと、そういうわけでもないのですが（笑）。混合診療などと違い、そもそも両保険の制定用途が違うため、それぞれの状況や個別ケースでの対応や判断である上、在宅ならば、時間さえズレれば併用できるケースも少なからずあります。とはいえ、ここも実際の判断は、保険者や医師（病院）に委ねられており、大ごとにでもならない限り、裁判所や国（厚生労働省）が判断するケースは少ないと思われます。

　だから、単純に両保険が「使える」か「使えない」かの判断は難しいのです。基本として、「介護保険」と「医療保険」の（同じ時間での）同時利用は不可です。

## 利用者が入院しました！ ベッドなどはどうすれば？ Q59

　これも、「悪意のあるなし」に関わらず、起こりうる併用による両保険からのダブル請求への対策なのかもしれません。

　とりあえず、在宅で介護サービスを利用していた方が倒れ、入院して医療サービスを受けることになったという「単純なケース」を考えましょう。通常、在宅の利用者さんが入院されますと、介護保険制度のサービスはとりあえず終了ですよね。

　とはいえ、**ベッドなどの福祉用具**については、入院といっても検査入院や緊急の短期の入院（おおむね1か月未満など、サービス事業所の規定による）であれば、サービス事業所にもよります。

　会社によっては、入院期間は休止扱いで、返却は不要。退院後から利用開始となるところも。そういう会社は、入院期間中の費用はないところも多い。しかし、長期入院になったら（なることが想定できたら）、返却相談ということらしい。

　まぁ、入院ならば、保険請求期間とレンタル期間とが重なれば、介護報酬の返戻。実費請求すれば、ベッドはおおむね返却されるでしょうし。もし、すぐ帰ってきてまた借りるなら、引き取りに行って清掃し、また運んでくるという手間を考えれば、その間は「サービス」にしておいたほうが得であるという考え方もあるでしょう。

　しかし、会社によって違いがあるので、ベッドを引きあげたり、15日単位で精算して請求してくるところもあるようです。利用者ごとに変えることはできませんが、事業所単位で請求方法や基準はある程度は定めているようです。

　だからこそ、ケアマネさんは福祉用具導入時には、選択肢に入れる会社の**「レンタル条件」のメリット・デメリット**について、他人ごとではなしに十分に把握し、提案しないと、のちのち自分を直撃し、あたふたすることになりかねません。そのため、契約時には、事前にこのような場合（入院）があることを想定し、情報を収集しておきましょう。福祉用具などを使用する場合は、以下の事項を説明して、確認しておきます。

1) 入院となった場合は、医療保険を利用するため、同じ疾患などで使っている介護保険を使うサービスは、おおむね利用できなくなる。

2) 福祉用具を利用していて、入院となった場合の対応は、会社ごとに違いがある。各社のメリット・デメリットの情報を提供し、選んでいただく。また、選択した会社を使う場合の方針を決め、同意を得る。場合により、利用している物については自費に切り替えることができること、その場合のメリット・デメリットの情報についても提供し、対応策を選択していただく。
3) 各事業所にも自費サービスについてもきちんと漏れなく、説明していただく。

　福祉用具に関しては、過剰な提供や「削りやすい」サービスであるため、コストカットのターゲットにもなりやすいこともあるのか、平成18年の介護報酬改定で、**「軽度者に対しては給付制限」**がかけられたりしています。このため、揉めやすい土壌が常にあり、良心的な会社であればあるほど、福祉用具相談専門員は利用者などに対し、福祉用具レンタルの説明をするときに、メリット、デメリット、規約などをくわしくお知らせしているはずなのですが。

### (2) 入院したときの対応
　さて、とりあえず、入院したら……。

### 【利用者さんの現状把握】
　1人暮らしの場合、入院にいたる経緯はさまざま。まずは、入院を知らせてくださった方に連絡。**入院に至った経緯**を把握します。「いつ」「どのような状況で」「誰が見つけ」「どうした」のか。また、現在は「どこにいる」のかなどの情報を得ましょう。

### 【どこの病院かわかったら連絡し、現状を把握】
　入院した**病院に連絡**し、自己紹介の後、相談できる窓口（MSWや病棟の師長さんなど）につないでいただきます。そして、今後の事案について相談し、初めて関わる先生であれば、一度面談したい旨を伝えます。1人暮らしであれば、入院先からもいろいろな依頼ごとがあるかもしれません。1人暮らしの利用者さんは、介護支援専門員がより動かざるを得ないのですが、ケアマネジメントとは本来そういう仕事なのですよ。

利用者が入院しました！ ベッドなどはどうすれば？

　家族などがいる場合には、とりあえず現状を把握していただき、落ちついて話が可能な状態になれば、連絡をいただくようにお願いします。状況によってはご家族と同行させていただく場合もあります。その場合、担当の先生と面談ができそうならば、自己紹介の後、今後の見通しを伺いましょう。

【利用者・家族の意向を確認】
　介護サービスは、「入院」となった時点で、「サービス中止」と連絡すればおおむねストップできます。しかし、福祉用具は、中止ならば運び出す作業が必要。この時点でも、もちろん利用者の状況によって、対応も変わります。
　まずは**利用者さんやご家族に説明**し、返却の手続きができるように支援しましょう。特に１人暮らしの方は、家の中の物品を運び出した後は、戸締まりの方法などを確認します。
　また、家族の方がいる場合は、レンタル会社と連絡を取り合っていただけるようにお話しします。くどいようですが、自費ならば、入院中でも継続して借りることはできます。できれば事前に、もしものときの対応をサービス事業者と話し合っておきたいところですね。

## とりあえず、Answer

　介護保険と医療保険が併用できない限り、返却をするのが基本的な手立てです。ただし、返却するとなると、利用者が不在での作業となります。１人暮らしの方などの場合には、前もって本人に説明し、本人からの依頼を受けた上で、引き取りの際には、介護支援専門員が同行して、**返却の手続きの代行**をするなどの支援が必要かもしれませんね。困ったときには、サービス事業所や保険者に相談するのがよいでしょう。

# Question 60

## ご家族が在宅での看取りを希望。支援での心構えは？

担当している利用者さんが、ターミナル期を迎えるとなると、介護支援専門員としてはいよいよ支援の見せどころ。満足のいく支援を行いたいとは誰でも考えると思いますが、さてさて、ターミナル期での支援の心構えをご案内しましょう。

「看取る人」「看取られる人」の心を支える。

### 家族もつらい、ケアマネもつらい、ターミナル期で看取るまでの苦しい道のり

#### ❶「その利用者さんらしい」旅立ちを支援する

「人間の死」というものは、いつやってくるのか、誰にもわかりません。外国でかつて100年カレンダーなるものが発売され、自殺者が何人も出ました。そのカレンダーの中に「自分が死ぬ日」があると思うと、はかなく感じてのことらしい。そこまで極端な人でなくても、人間はいずれ死ぬことを覚悟はして生きています。

医師は、専門的知識やその病状の統計的データ、患者の状態を鑑み、余命の判断をしていますが、それでも想定時期前に亡くなったり、その時期が来ても生きていられる方もいます。

また、死を迎える瞬間の本人の状態も、家族状況もさまざまであり、「看取りはこのようにすべき」という確固たる方法も、お決まりの「演出」もありません。看取りにあたっては、それこそ「その人らしく」、またその方を支援する

ご家族が在宅での看取りを希望。支援での心構えは？ Q60

ご家族や、サービス提供事業所のスタッフが、最終的に安堵する、そんな支援ができればよいのではないかと考えられます。あえて、介護支援専門員の心構えはといわれれば、その方を支える家族やサービス提供者が最後まで頼り合い、援助できる体制の確保、そして、一体感を持って送ることができる支援ではないかと考えております。

### (1) 家族介護者を支援する心構え

　在宅でターミナルを迎える家族が、すべて「看取り援助」を受け入れたいわけではありません。人生ではさまざまな関係があり、他者の前ではおとなしくても夫婦だけになれば豹変し、感情を表し、互いをののしることも珍しくはありません。また、このような感情のぶつかり合いはどうしようもありません。

　こんなとき、介護支援専門員が「やってはいけない」ことは、「看取り」に熱心な方の感情に引っ張られたり、その方の意見（また誰かの意見）だけを尊重するような行動をとってしまうことです。

　常に「平常心を保つ」という難題の中の難題こそが重要なのです。もちろん、すべての方の心に寄り添うのはなかなか、いや、ほとんどできることではないですが。むしろ「看取り期」に蚊帳の外に追い込まれがちの、たとえば、婿や孫、嫁や娘、息子や姪、そして甥など、それぞれの存在にも気配りをしましょう。

　そのためには、定期的な訪問時に、主介護者の労をねぎらいながら、「他の家族のこと」を話題に取り上げ、本人を取り巻く人間関係の把握に努めることです。

　この、「他の家族のことを話題にする」というのは、看取りを支えている**主介護者の気持ちを、利用者さんから少しでもそらせること**がねらいです。在宅介護を続けてきた主介護者は、「最後まで看てあげたい」という気持ちが強すぎて視野が狭くなりがちで、精神的なゆとりがなくなりやすいのです。他の家族をほとんど気にかけなくなる方もいます。そこでわざと心が他のところへ行くような質問をしてみることもあります。

　その関係が良好であれば、「理解ある夫で、手伝ってくれますよ」とか、涙しながら「娘も大きくなって、家事を手伝うようになってくれた」と視線を過去にふりむかせることもできるかもしれません。逆に、表面は落ち着いていて

も、ぎくしゃくしていると「もう、だあれも手伝ってなんてくれないわよ。ふん、主人も今じゃここに顔も出さないの。あんなに冷たいとは思わなかった！」と嘆げかれる（叫ばれる）こともあるでしょう。いずれにしても、「ときにはご主人のことも見てあげないと」などとは余計なお世話です。こんなときに諭してはいけないのです。最終的には主介護者が「あなたと話せて良かった」「気持ちが楽になった」となれば、相談援助職としての介護支援専門員の関わりとしては上出来なのです。

### (2) 利用者本人を支援する心構え

　状態にもよるでしょうが、本人が現状（死につつある）を受け入れるまでは、さまざまな葛藤があり、支援する人々に怒りをぶつけてくることもしばしば。さらに意識が混濁してくると、話すことも難しくなります。

　そのような方でも、まわりで話していることは、かなり聞こえているといいます。だから、ケアに関わる人は、最後まで精一杯、ご本人の体をいたわる言葉をかけてあげるよう心がけてください。相談助言があれば、断りを入れて他の部屋で行いましょう。言わずもがなですが、特に生き死にや、その方の死後の話は厳禁ですよ。

### (3) サービス提供事業所を支援する心構え

　利用者さんの状態の変化に伴い、在宅介護から在宅療養へ切り替えるころ、最大限力を発揮してくれるのが、**訪問看護と訪問介護の連携**でしょう。現在は、巡回型24時間訪問介護看護というサービスもあり、在宅での看取りをする方も増えていますし、訪問看護でも24時間体制をとり、積極的に看取りを支援している事業所もあります。

　そこで、介護支援専門員は、主治医はもちろん、訪問看護などの専門家から支援方法の助言を受け、サポートをするように心がけましょう。場数を踏んだ医療従事者の経験はかなりのものです。忘れてはいけない重要なことは、緊急時（最後の段階）にどう対応するか、です。特にそれが夜間に起きた場合、24時間対応型のサービスであれば、誰かがかけつけてくれると思いますが。「最後の時」ばかりは、家族や本人の希望通りにはそう、なかなかいかないもので

ご家族が在宅での看取りを希望。支援での心構えは？ **Q60**

ありますから……。

### ❷ グリーフケアについて

　グリーフケアとは、人が、大切な人や大切なものを喪失したときに体験する、複雑な心理的、身体的、社会的反応を乗り越えていくことを支えるケアを指します。現在の介護保険制度では、まだここまでの支援は報酬には含まれません。

　1人の方を、家族を含め、同じチームで最後の瞬間まで支えてきたとしても、1人ひとりの感情はさまざまでしょう。そこで、ある程度落ちついた頃に、**振り返りの時間**を設けることもよいのではないでしょうか。サービス事業所には、このケアから学んだことを話していただいたり、ご家族からは現在の感情を語っていただいたり。もちろん、介護支援専門員自身も、精神的なケアを受けられる瞬間ではないかと思いますよ。

　そして最後に、ここにいない利用者さんに感謝を伝え、ご家族には、何かあれば連絡をしてくださってもよいということを伝え、心のよりどころも残しておくことも大事なサポーターとしての心構えではないでしょうか。それもこれも、残った者、関わった者の気持ちが重要です。そういうものには参加したくないというご家族もいるでしょうから、何事も人しだい。強制すべきものではありませんから。

## とりあえず、Answer

　在宅での看取りの支援は、つらくても、やりがいのある仕事ではありますが、簡単なことではありません。これらのケアを「実行していく」ためには、介護支援専門員は常日頃から、頼りになるサポートチームを形成する人脈づくりが求められるでしょう。介護支援専門員も、とかく自分も「作業」をやりたくなりがち。けれど、作業は現場の方々に任せ、人間関係をつなげる黒子役に徹しないと動いてくれません。あなたの言動や行動が他の事業所から認められ、「あなたが担当しているんだったら、そのターミナルケアは引き受けましょう」と言ってもらえる相談援助のプロになっていただけることを切に願っています。

# 付録　「指定基準」と本書の「Q&A」の対応箇所

　本書の「Q&A」に関係している「指定居宅介護支援等の事業の人員及び運営に関する基準」(本書中では「指定基準」)の条文を抜粋し、「Q」の該当番号を記載しておきました。本来はすべて把握しておくべきもの。まずは本書で扱ったところからでも、読みなれて、ステキな介護支援専門員になっていただくことを期待しております。誰でもはじめは新人ですが、いつまでたっても知らぬ存ぜぬではプロではありませんから。

---

「指定居宅介護支援等の事業の人員及び運営に関する基準」
(平成十一年三月三十一日厚生省令第三十八号)
最終改正：平成二八年二月五日厚生労働省令第一四号

---

## ■第1章　趣旨及び基本方針

### ●基本方針

**第一条の二**　指定居宅介護支援の事業は、要介護状態となった場合においても、その利用者が可能な限りその居宅において、その有する能力に応じ自立した日常生活を営むことができるように配慮して行われるものでなければならない。
　➡ **Q01** (P.10)

**第一条の二　2**　指定居宅介護支援の事業は、利用者の心身の状況、その置かれている環境等に応じて、利用者の選択に基づき、適切な保健医療サービス及び福祉サービスが、多様な事業者から、総合的かつ効率的に提供されるよう配慮して行われるものでなければならない。
　➡ **Q01** (P.10)、**Q32** (P.146)

**第一条の二　3**　指定居宅介護支援事業者(法第四十六条第一項に規定する指定居宅介護支援事業者をいう。以下同じ。)は、指定居宅介護支援の提供に当たっては、利用者の意思及び人格を尊重し、常に利用者の立場に立って、利用者に提供される指定居宅サービス等(法第八条第二十四項に規定する指定居宅サービス等をいう。以下同じ。)が特定の種類又は特定の居宅サービス事業者に不当に偏することのないよう、公正中立に行われなければならない。
　➡ **Q01** (P.10)、**Q32** (P.146)

第一条の二　4　指定居宅介護支援事業者は、事業の運営に当たっては、市町村（特別区を含む。以下同じ。）、法第百十五条の四十六第一項に規定する地域包括支援センター、老人福祉法（昭和三十八年法律第百三十三号）第二十条の七の二に規定する老人介護支援センター、他の指定居宅介護支援事業者、指定介護予防支援事業者（法第五十八条第一項に規定する指定介護予防支援事業者をいう。以下同じ。）、介護保険施設等との連携に努めなければならない。
　➡ **Q01** (P.10)、**Q31** (P.137)

## ■第三章　運営に関する基準

### ●内容及び手続の説明及び同意
第四条　指定居宅介護支援事業者は、指定居宅介護支援の提供の開始に際し、あらかじめ、利用申込者又はその家族に対し、第十八条に規定する運営規程の概要その他の利用申込者のサービスの選択に資すると認められる重要事項を記した文書を交付して説明を行い、当該提供の開始について利用申込者の同意を得なければならない。
　➡ **Q01** (P.10)

第四条　2　指定居宅介護支援事業者は、指定居宅介護支援の提供の開始に際し、あらかじめ、居宅サービス計画が第一条の二に規定する基本方針及び利用者の希望に基づき作成されるものであること等につき説明を行い、理解を得なければならない。
　➡ **Q01** (P.10)

### ●受給資格等の確認
第七条　指定居宅介護支援事業者は、指定居宅介護支援の提供を求められた場合には、その者の提示する被保険者証によって、被保険者資格、要介護認定の有無及び要介護認定の有効期間を確かめるものとする。
　➡ **Q51** (P.221)

### ●要介護認定の申請に係る援助
第八条　指定居宅介護支援事業者は、被保険者の要介護認定に係る申請について、利用申込者の意思を踏まえ、必要な協力を行わなければならない。
　➡ **Q51** (P.221)、**Q52** (P.225)

第八条　2　指定居宅介護支援事業者は、指定居宅介護支援の提供の開始に際し、要介護認定を受けていない利用申込者については、要介護認定の申請が既に行われているかどうかを確認し、申請が行われていない場合は、当該利用申込者の意思を踏まえて速やかに当該申請が行われるよう必要な援助を行わなければならない。
　➡ **Q01** (P.10)

第八条 3　指定居宅介護支援事業者は、要介護認定の更新の申請が、遅くとも当該利用者が受けている要介護認定の有効期間の満了日の三十日前には行われるよう、必要な援助を行わなければならない。

　➡ **Q51** (P.221)

●利用料等の受領

第十条　指定居宅介護支援事業者は、指定居宅介護支援（法第四十六条第四項の規定に基づき居宅介護サービス計画費（法第四十六条第二項に規定する居宅介護サービス計画費をいう。以下同じ。）が当該指定居宅介護支援事業者に支払われる場合に係るものを除く。）を提供した際にその利用者から支払を受ける利用料（居宅介護サービス計画費の支給の対象となる費用に係る対価をいう。以下同じ。）と、居宅介護サービス計画費の額との間に、不合理な差額が生じないようにしなければならない。

　➡ **Q40** (P.179)

第十条 2　指定居宅介護支援事業者は、前項の利用料のほか、利用者の選定により通常の事業の実施地域以外の地域の居宅を訪問して指定居宅介護支援を行う場合には、それに要した交通費の支払を利用者から受けることができる。

第十条 3　指定居宅介護支援事業者は、前項に規定する費用の額に係るサービスの提供に当たっては、あらかじめ、利用者又はその家族に対し、当該サービスの内容及び費用について説明を行い、利用者の同意を得なければならない。

　➡ **Q40** (P.179)

●指定居宅介護支援の基本取扱方針

第十二条　指定居宅介護支援は、要介護状態の軽減又は悪化の防止に資するよう行われるとともに、医療サービスとの連携に十分配慮して行われなければならない。

　➡ **Q01** (P.10)、**Q16** (P.74)

●指定居宅介護支援の具体的取扱方針

第十三条　指定居宅介護支援の方針は、第一条の二に規定する基本方針及び前条に規定する基本取扱方針に基づき、次に掲げるところによるものとする。

　➡ **Q01** (P.10)、**Q17** (P.78)

第十三条 一　指定居宅介護支援事業所の管理者は、介護支援専門員に居宅サービス計画の作成に関する業務を担当させるものとする。

　➡ **Q01** (P.10)

第十三条 二　指定居宅介護支援の提供に当たっては、懇切丁寧に行うことを旨とし、利用者又はその家族に対し、サービスの提供方法等について、理解しやすいように説明を行う。

　➡ **Q10** (P.48)、**Q12** (P.55)、**Q26** (P.115)、**Q54** (P.232)、**Q55** (P.236)、**Q56** (P.240)

**第十三条 三** 介護支援専門員は、居宅サービス計画の作成に当たっては、利用者の自立した日常生活の支援を効果的に行うため、利用者の心身又は家族の状況等に応じ、継続的かつ計画的に指定居宅サービス等の利用が行われるようにしなければならない。

➡ **Q05**(P.26)、**Q12**(P.55)、**Q14**(P.63)、**Q26**(P.115)、**Q27**(P.120)、**Q36**(P.163)、**Q38**(P.171)

**第十三条 四** 介護支援専門員は、居宅サービス計画の作成に当たっては、利用者の日常生活全般を支援する観点から、介護給付等対象サービス（法第二十四条第二項に規定する介護給付等対象サービスをいう。以下同じ。）以外の保健医療サービス又は福祉サービス、当該地域の住民による自発的な活動によるサービス等の利用も含めて居宅サービス計画上に位置付けるよう努めなければならない。

➡ **Q26**(P.115)、**Q27**(P.120)、**Q38**(P.171)

**第十三条 五** 介護支援専門員は、居宅サービス計画の作成の開始に当たっては、利用者によるサービスの選択に資するよう、当該地域における指定居宅サービス事業者等に関するサービスの内容、利用料等の情報を適正に利用者又はその家族に対して提供するものとする。

➡ **Q32**(P.146)、**Q36**(P.163)、**Q40**(P.179)、**Q41**(P.182)

**第十三条 六** 介護支援専門員は、居宅サービス計画の作成に当たっては、適切な方法により、利用者について、その有する能力、既に提供を受けている指定居宅サービス等のその置かれている環境等の評価を通じて利用者が現に抱える問題点を明らかにし、利用者が自立した日常生活を営むことができるように支援する上で解決すべき課題を把握しなければならない。

➡ **Q10**(P.48)、**Q11**(P.52)、**Q13**(P.59)、**Q15**(P.67)、**Q16**(P.74)、**Q18**(P.82)、**Q20**(P.89)、**Q21**(P.95)、**Q22**(P.100)、**Q26**(P.115)、**Q27**(P.120)、**Q36**(P.163)、**Q40**(P.179)、**Q47**(P.208)

**第十三条 七** 介護支援専門員は、前号に規定する解決すべき課題の把握（以下「アセスメント」という。）に当たっては、利用者の居宅を訪問し、利用者及びその家族に面接して行わなければならない。この場合において、介護支援専門員は、面接の趣旨を利用者及びその家族に対して十分に説明し、理解を得なければならない。

➡ **Q03**(P.19)、**Q10**(P.48)、**Q11**(P.52)、**Q13**(P.59)、**Q15**(P.67)、**Q16**(P.74)、**Q18**(P.82)、**Q20**(P.89)、**Q21**(P.95)、**Q22**(P.100)、**Q24**(P.108)、**Q40**(P.179)

**第十三条 八** 介護支援専門員は、利用者の希望及び利用者についてのアセスメントの結果に基づき、利用者の家族の希望及び当該地域における指定居宅サービス等が提供される体制を勘案して、当該アセスメントにより把握された解決すべき課題に

対応するための最も適切なサービスの組合せについて検討し、利用者及びその家族の生活に対する意向、総合的な援助の方針、生活全般の解決すべき課題、提供されるサービスの目標及びその達成時期、サービスの種類、内容及び利用料並びにサービスを提供する上での留意事項等を記載した居宅サービス計画の原案を作成しなければならない。

➡ **Q13** (P.59)、**Q15** (P.67)、**Q16** (P.74)、**Q19** (P.85)、**Q20** (P.89)、**Q21** (P.95)、**Q22** (P.100)、**Q23** (P.104)、**Q24** (P.108)、**Q25** (P.112)、**Q26** (P.115)、**Q27** (P.120)、**Q32** (P.146)、**Q33** (P.150)、**Q35** (P.158)、**Q36** (P.163)、**Q38** (P.171)、**Q40** (P.179)、**Q42** (P.188)、**Q46** (P.203)

第十三条 九　介護支援専門員は、サービス担当者会議（介護支援専門員が居宅サービス計画の作成のために、利用者及びその家族の参加を基本としつつ、居宅サービス計画の原案に位置付けた指定居宅サービス等の担当者（以下この条において「担当者」という。）を召集して行う会議をいう。以下同じ。）の開催により、利用者の状況等に関する情報を担当者と共有するとともに、当該居宅サービス計画の原案の内容について、担当者から、専門的な見地からの意見を求めるものとする。ただし、やむを得ない理由がある場合については、担当者に対する照会等により意見を求めることができるものとする。

➡ **Q15** (P.67)、**Q16** (P.74)、**Q21** (P.95)、**Q22** (P.100)、**Q23** (P.104)、**Q26** (P.115)、**Q27** (P.120)、**Q29** (P.129)、**Q32** (P.146)、**Q36** (P.163)、**Q38** (P.171)、**Q42** (P.188)、**Q43** (P.192)、**Q44** (P.196)、**Q46** (P.203)

第十三条 十　介護支援専門員は、居宅サービス計画の原案に位置付けた指定居宅サービス等について、保険給付の対象となるかどうかを区分した上で、当該居宅サービス計画の原案の内容について利用者又はその家族に対して説明し、文書により利用者の同意を得なければならない。

➡ **Q26** (P.115)、**Q30** (P.133)、**Q38** (P.171)

第十三条 十一　介護支援専門員は、居宅サービス計画を作成した際には、当該居宅サービス計画を利用者及び担当者に交付しなければならない。

➡ **Q26** (P.115)、**Q30** (P.133)

第十三条 十二　介護支援専門員は、居宅サービス計画に位置付けた指定居宅サービス事業者等に対して、訪問介護計画（指定居宅サービス等の事業の人員、設備及び運営に関する基準（平成十一年厚生省令第三十七号。以下「指定居宅サービス等基準」という。）第二十四条第一項に規定する訪問介護計画をいう。）等指定居宅サービス等基準において位置付けられている計画の提出を求めるものとする。

➡ **Q36** (P.163)

第十三条 十三　介護支援専門員は、居宅サービス計画の作成後、居宅サービス計画の実施状況の把握（利用者についての継続的なアセスメントを含む。）を行い、必要に応じて居宅サービス計画の変更、指定居宅サービス事業者等との連絡調整その他の便宜の提供を行うものとする。

➡ **Q16**(P.74)、**Q42**(P.188)、**Q47**(P.208)、**Q53**(P.228)

第十三条 十四　介護支援専門員は、前号に規定する実施状況の把握（以下「モニタリング」という。）に当たっては、利用者及びその家族、指定居宅サービス事業者等との連絡を継続的に行うこととし、特段の事情のない限り、次に定めるところにより行わなければならない。

第十三条 十四 イ　少なくとも一月に一回、利用者の居宅を訪問し、利用者に面接すること。

➡ **Q54**(P.232)

第十三条 十四 ロ　少なくとも一月に一回、モニタリングの結果を記録すること。

➡ **Q40**(P.179)、**Q54**(P.232)

第十三条 十五　介護支援専門員は、次に掲げる場合においては、サービス担当者会議の開催により、居宅サービス計画の変更の必要性について、担当者から、専門的な見地からの意見を求めるものとする。ただし、やむを得ない理由がある場合については、担当者に対する照会等により意見を求めることができるものとする。

➡ **Q44**(P.196)

第十三条 十五 イ　要介護認定を受けている利用者が法第二十八条第二項に規定する要介護更新認定を受けた場合

➡ **Q44**(P.196)

第十三条 十五 ロ　要介護認定を受けている利用者が法第二十九条第一項に規定する要介護状態区分の変更の認定を受けた場合

➡ **Q44**(P.196)

第十三条 十六　第三号から第十二号までの規定は、第十三号に規定する居宅サービス計画の変更について準用する。

➡ **Q48**(P.211)

第十三条 十八　介護支援専門員は、介護保険施設等から退院又は退所しようとする要介護者から依頼があった場合には、居宅における生活へ円滑に移行できるよう、あらかじめ、居宅サービス計画の作成等の援助を行うものとする。

➡ **Q06**(P.30)、**Q34**(P.154)、**Q45**(P.199)

第十三条 十九　介護支援専門員は、利用者が訪問看護、通所リハビリテーション等の医療サービスの利用を希望している場合その他必要な場合には、利用者の同意を

得て主治の医師又は歯科医師（以下「主治の医師等」という。）の意見を求めなければならない。

➡ **Q16** (P.74)、**Q23** (P.104)、**Q34** (P.154)、**Q35** (P.158)、**Q45** (P.199)

第十三条 二十　介護支援専門員は、居宅サービス計画に訪問看護、通所リハビリテーション等の医療サービスを位置付ける場合にあっては、当該医療サービスに係る主治の医師等の指示がある場合に限りこれを行うものとし、医療サービス以外の指定居宅サービス等を位置付ける場合にあっては、当該指定居宅サービス等に係る主治の医師等の医学的観点からの留意事項が示されているときは、当該留意点を尊重してこれを行うものとする。

➡ **Q16** (P.74)、**Q23** (P.104)、**Q34** (P.154)、**Q45** (P.199)、**Q57** (P.244)、**Q60** (P.256)

第十三条 二十一　介護支援専門員は、居宅サービス計画に短期入所生活介護又は短期入所療養介護を位置付ける場合にあっては、利用者の居宅における自立した日常生活の維持に十分に留意するものとし、利用者の心身の状況等を勘案して特に必要と認められる場合を除き、短期入所生活介護及び短期入所療養介護を利用する日数が要介護認定の有効期間のおおむね半数を超えないようにしなければならない。

➡ **Q23** (P.104)

第十三条 二十二　介護支援専門員は、居宅サービス計画に福祉用具貸与を位置付ける場合にあっては、その利用の妥当性を検討し、当該計画に福祉用具貸与が必要な理由を記載するとともに、必要に応じて随時サービス担当者会議を開催し、継続して福祉用具貸与を受ける必要性について検証をした上で、継続して福祉用具貸与を受ける必要がある場合にはその理由を居宅サービス計画に記載しなければならない。

➡ **Q16** (P.74)、**Q23** (P.104)、**Q59** (P.252)

第十三条 二十三　介護支援専門員は、居宅サービス計画に特定福祉用具販売を位置付ける場合にあっては、その利用の妥当性を検討し、当該計画に特定福祉用具販売が必要な理由を記載しなければならない。

➡ **Q16** (P.74)、**Q23** (P.104)

第十三条 二十四　介護支援専門員は、利用者が提示する被保険者証に、法第七十三条第二項に規定する認定審査会意見又は法第三十七条第一項の規定による指定に係る居宅サービス若しくは地域密着型サービスの種類についての記載がある場合には、利用者にその趣旨（同条第一項の規定による指定に係る居宅サービス若しくは地域密着型サービスの種類については、その変更の申請ができることを含む。）を説明し、理解を得た上で、その内容に沿って居宅サービス計画を作成しなければならない。

➡ **Q23** (P.104)、**Q37** (P.167)

第十三条 二十七　指定居宅介護支援事業者は、法第百十五条の四十八第四項の規定に基づき、同条第一項に規定する会議から、同条第二項の検討を行うための資料又は情報の提供、意見の開陳その他必要な協力の求めがあった場合には、これに協力するよう努めなければならない。

➡ **Q07** (P.34)、**Q08** (P.38)、**Q39** (P.175)

◉ 法定代理受領サービスに係る報告

**第十四条**　指定居宅介護支援事業者は、毎月、市町村(法第四十一条第十項の規定により同条第九項の規定による審査及び支払に関する事務を国民健康保険団体連合会(国民健康保険法(昭和三十三年法律第百九十二号)第四十五条第五項に規定する国民健康保険団体連合会をいう。以下同じ。)に委託している場合にあっては、当該国民健康保険団体連合会)に対し、居宅サービス計画において位置付けられている指定居宅サービス等のうち法定代理受領サービス(法第四十一条第六項の規定により居宅介護サービス費が利用者に代わり当該指定居宅サービス事業者に支払われる場合の当該居宅介護サービス費に係る指定居宅サービスをいう。)として位置付けたものに関する情報を記載した文書を提出しなければならない。

➡ **Q30** (P.133)

**第十四条 2**　指定居宅介護支援事業者は、居宅サービス計画に位置付けられている基準該当居宅サービスに係る特例居宅介護サービス費の支給に係る事務に必要な情報を記載した文書を、市町村(当該事務を国民健康保険団体連合会に委託している場合にあっては、当該国民健康保険団体連合会)に対して提出しなければならない。

➡ **Q30** (P.133)

◉ 運営規程

**第十八条**　指定居宅介護支援事業者は、指定居宅介護支援事業所ごとに、次に掲げる事業の運営についての重要事項に関する規程(以下「運営規程」という。)として次に掲げる事項を定めるものとする。

➡ **Q01** (P.10)

第十八条 一　事業の目的及び運営の方針
第十八条 二　職員の職種、員数及び職務内容
第十八条 三　営業日及び営業時間
第十八条 四　指定居宅介護支援の提供方法、内容及び利用料その他の費用の額
第十八条 五　通常の事業の実施地域
第十八条 六　その他運営に関する重要事項

◉ 苦情処理

**第二十六条**　指定居宅介護支援事業者は、自ら提供した指定居宅介護支援又は自ら

が居宅サービス計画に位置付けた指定居宅サービス等（第六項において「指定居宅介護支援等」という。）に対する利用者及びその家族からの苦情に迅速かつ適切に対応しなければならない。

➡ **Q56** (P.240)

**第二十六条 2** 　指定居宅介護支援事業者は、前項の苦情を受け付けた場合は、当該苦情の内容等を記録しなければならない。

➡ **Q56** (P.240)

●記録の整備

**第二十九条** 　指定居宅介護支援事業者は、従業者、設備、備品及び会計に関する諸記録を整備しておかなければならない。

➡ **Q09** (P.42)

**第二十九条 2** 　指定居宅介護支援事業者は、利用者に対する指定居宅介護支援の提供に関する次の各号に掲げる記録を整備し、その完結の日から二年間保存しなければならない。

**第二十九条 2 一** 　第十三条第十三号に規定する指定居宅サービス事業者等との連絡調整に関する記録

**第二十九条 2 二** 　個々の利用者ごとに次に掲げる事項を記載した居宅介護支援台帳

**第二十九条 2 二 イ** 　居宅サービス計画

**第二十九条 2 二 ロ** 　第十三条第七号に規定するアセスメントの結果の記録

**第二十九条 2 二 ハ** 　第十三条第九号に規定するサービス担当者会議等の記録

**第二十九条 2 二 ニ** 　第十三条第十四号に規定するモニタリングの結果の記録

**第二十九条 2 三** 　第十六条に規定する市町村への通知に係る記録

**第二十九条 2 四** 　第二十六条第二項に規定する苦情の内容等の記録

**第二十九条 2 五** 　第二十七条第二項に規定する事故の状況及び事故に際して採った処置についての記録

---

※本書第1刷の刊行後、『「指定居宅サービスに要する費用の額の算定に関する基準（訪問通所サービス、居宅療養管理指導及び福祉用具貸与に係る部分）及び指定居宅介護支援に要する費用の額の算定に関する基準の制定に伴う実施上の留意事項について」等の一部改正について』（平成30年3月22日老高発0322第2号・老振発0322第1号・老老発0322第3号改正）が通達されました。直接本書の内容に影響はないと思われますが、最新の指定基準に目を通すことは大切です。
上記内容につきましては、下記Webサイト「介護保険情報Vol.628」にて、ご確認ください。
https://www.wam.go.jp/gyoseiShiryou-files/documents/2018/0326135358954/ksvol.628.pdf

# 索引

## 英字
ADL …………………………………… 128
BADL …………………………………… 125
IADL …………………………………… 125,128
ICF …………………………………… 74,84,104,120
ICIDH …………………………………… 74
PDCA …………………………………… 10,125

## あ行
アセスメント ………………………… 28,43,67
アセスメントシート ………………………… 90
アセスメント用紙 ………………………… 48
意思疎通 ……………………………… 26
一包化 ………………………………… 161
医療系サービス ……………………… 154
医療的処置 …………………………… 155
医療保険 ……………………………… 252
インテーク …………………………… 12,43
インフォーマルなサービス …… 147,171,175
栄養ケア・ステーション …………… 247
栄養士 ………………………………… 155
栄養指導 ……………………………… 244
栄養状態 ……………………………… 155
エントリー …………………………… 11,42
大掃除 ………………………………… 164
お薬カレンダー ……………………… 161

## か行
介護支援専門員 ……………………… 11,234
介護支援連携指導料 ………………… 202
介護報酬 ……………………………… 134
介護保険 ……………………………… 252
介護保険被保険者証 ………………… 130
家政婦 ………………………………… 147
家族 …………………………………… 55,59,171
家族図 ………………………………… 60,63
家族の意向 …………………………… 108
課題 …………………………………… 89
課題整理総括表 ……………………… 90,197,203
課題整理総括表（記載例） ………… 206

課題整理総括表・評価表の活用の手引き … 204
課題分析標準項目 …………………… 50,63
課題導き表 …………………………… 90
課題導き表（使用例） ……………… 91
活動 …………………………………… 77,84,120
環境 …………………………………… 77,84
看護師 ………………………………… 155
管理栄養士 …………………………… 244
キーパーソン ………………………… 59
基本情報 ……………………………… 48
基本的日常生活動作 ………………… 125
虐待 …………………………………… 38
給付管理 ……………………………… 133
給付管理票 …………………………… 135
興味・関心チェックシート ………… 122
居宅介護給付費請求書 ……………… 135
居宅サービス計画 …………………… 78
居宅サービス計画（原案） ………… 12,189,194
居宅サービス計画書（１）（記載例）… 80
居宅サービス計画書（２）（記載例）… 81
居宅サービス計画の更新 …………… 211
居宅療養管理指導 …………………… 160,246
区分変更 ……………………………… 225
グリーフケア ………………………… 259
ケアプラン点検 ……………………… 137
軽微な変更 …………………………… 215
契約 …………………………………… 43
言語聴覚士 …………………………… 157
構音障害 ……………………………… 28
更新手続き …………………………… 221
公民館 ………………………………… 176
高齢者虐待 …………………………… 39
国際障害分類 ………………………… 74
国際生活機能分類 …………………… 74,104
個人因子 ……………………………… 103
個別機能訓練加算 …………………… 166
個別サービス計画 …………………… 212
ゴミ屋敷 ……………………………… 34
御用聞きプラン ……………………… 83

## ■さ行

- サービス事業所 …………………………… 182
- サービス担当者会議 ……………… 13,44,188
- サービス担当者会議の要点 ………… 189,195
- サービス担当者会議の要点（記載例）… 191
- サービス提供回数の変更 ………………… 217
- サービス提供事業所 ……………… 12,44,146
- サービス提供事業所一覧 ………………… 146
- サービス提供日時の変更 ………………… 216
- サービス内容 ………………………… 99,104
- サービスのミスマッチ …………………… 243
- サービス変更 ……………………………… 218
- サービス利用票 …………………………… 133
- サービス利用票別表 ……………………… 133
- 再アセスメント ……………………… 14,213
- 在宅訪問管理栄養士 ……………………… 246
- 作業療法士 ………………………………… 156
- 参加 …………………………………… 77,84,120
- 暫定プラン ………………………………… 129
- 残薬 ………………………………………… 160
- ジェノグラム …………………………… 60,63
- 支援経過記録 ……………………… 23,42,130
- 歯科医 ……………………………………… 156
- 歯科受診 …………………………………… 28
- 支給限度額 …………………………… 134,179
- 実績報告書 ………………………………… 134
- 指定基準 …………………………………… 260
- 指定居宅介護支援等の事業の人員
  及び運営に関する基準 ……………… 260
- 耳鼻咽喉科 ………………………………… 28
- 自費サービス ……………………………… 147
- 社会資源 …………………………………… 175
- 社会福祉協議会 …………………………… 176
- 週間サービス計画表 ……………………… 115
- 週間サービス計画表（記載例） ………… 119
- 主治医 ………………………………… 154,199
- 主治医の意見書 …………………… 48,154,200
- 主治医の指示書 …………………… 153,157
- 主訴 ………………………………………… 16
- 手段的日常生活動作 ……………………… 125
- 視力 ………………………………………… 28
- 心身機能 ……………………………… 77,84,120
- 身体介護 …………………………………… 163

- 身体的虐待 ………………………………… 39
- 心療内科 …………………………………… 251
- 生活援助 ……………………………… 163,177
- 生活機能 …………………………………… 120
- 生活行為 …………………………………… 125
- 生活行為向上加算 ………………………… 166
- 生活全般の解決すべき課題 ……………… 82
- 生活に対する意向 ………………………… 52
- 成年後見制度 ………………………… 62,176
- 専門医 ……………………………………… 28
- 専門病院 …………………………………… 248
- 総合支援事業 ……………………………… 178
- 総合的な援助の方針 ……………………… 112
- 掃除 ………………………………………… 164
- 相談受付 …………………………………… 42
- 相談受付記録 ……………………………… 31
- 相談援助 …………………………………… 25
- 相談援助技術 ……………………………… 93

## ■た行

- ターミナル期 ……………………………… 256
- 退院 ………………………………………… 30
- 退院支援 …………………………………… 30
- 退院・退所加算 ……………………… 33,202
- 短期目標 ………… 85,89,95,100,126,189,194,229
- 短期目標の期間 …………………………… 100
- 短期目標の達成の度合い ………………… 213
- 地域の社会資源 …………………………… 175
- 地域包括ケアシステム …………………… 167
- 地域包括支援センター …………… 35,40,130
- 地域密着型サービス ……………………… 167
- チェックポイントシート ……………… 67,90
- チェックポイントシート（記載例） …… 70
- 町会 ………………………………………… 176
- 長期目標 …………………………… 85,89,95,126
- 長期目標の期間 …………………………… 100
- 聴力 ………………………………………… 28
- 通院 ………………………………………… 180
- 通所介護 …………………………………… 150
- 通所系サービス …………………………… 150
- 通所リハビリテーション ………………… 150
- 月途中でのサービス変更 ………………… 218
- 定期巡回・随時対応型訪問介護看護 …… 169

デイサービス  240
特別食  246

■な行
二世帯住宅  164
日常生活支援事業  176
日常生活動作  125
入院  252
入院連携加算  202
認知症  248
認知症対応型通所介護  169
認定調査シート  48
ネグレクト  39

■は行
引き継ぎ  22
皮膚科医  156
評価  208
評価表  228
評価表（記載例）  231
福祉用具  252
服薬  155,158
ベッド  253
訪問  19
訪問介護  258
訪問看護  154,258
訪問サービス  236
訪問リハビリテーション  154
保険者によるケアプラン点検  137

■ま行
看取り  256
民生委員  176
面接  15
面談  15,31,43
目標  85,89,95,100,126
モニタリング  14,208,232

■や行
夜間対応型訪問介護  169
薬剤師  155,158
要介護認定  18,129
要介護認定の更新  197,211

要介護認定の更新手続き  221
要支援認定  129

■ら行
リ・アセスメント支援シート  90,137
リ・アセスメント支援シート（記載例）  140
理学療法士  156
利用者および家族の生活に対する意向  108
利用者の生活に対する意向  52
利用者台帳  23
老計第10号  163

■著者
**佐藤ちよみ（さとう ちよみ）**

対人援助スキルアップ研究所所長。介護支援専門員・介護福祉士・交流分析インストラクター・東京都福祉サービス第三者評価評価者等。ケアマネおよび介護職の研修を中心に、介護現場はもちろん、日本古代史・民俗学等、ホームページやブログで幅広いテーマで発信。著書に『サービス提供責任者の業務実践マニュアル』（中央法規出版）、『よくわかり、すぐ使える新訪問介護計画書のつくりかた』（日本医療企画）など。

ホームページ◆ https://tokyotesk33.jimdo.com/

カバーデザイン◆釣巻デザイン室
カバー・本文イラスト◆林 けいか
本文デザイン・DTP◆田中 望（ホープカンパニー）

# ケアプラン
# 困ったときに開く本

2017年5月30日　初　版　第1刷発行
2019年4月23日　初　版　第2刷発行

著　者　佐藤ちよみ
発行者　片岡　巌
発行所　株式会社技術評論社
　　　　東京都新宿区市谷左内町 21-13
　　　　電話　03-3513-6150　販売促進部
　　　　　　　03-3267-2272　書籍編集部
印刷／製本　港北出版印刷株式会社

定価はカバーに表示してあります。

本書の一部または全部を著作権法の定める範囲を超え、無断で複写、複製、転載、あるいはファイルに落とすことを禁じます。

©2017　佐藤ちよみ

造本には細心の注意を払っておりますが、万一、乱丁（ページの乱れ）や落丁（ページの抜け）がございましたら、小社販売促進部までお送りください。送料小社負担にてお取り替えいたします。

ISBN978-4-7741-8978-9 C2047

Printed in Japan

■ご質問について
　本書の内容に関するご質問は、下記の宛先までFAXまたは書面にてお送りください。弊社ホームページからメールでお問い合わせいただくこともできます。電話によるご質問、および本書に記載されている内容以外のご質問には、一切お答えできません。あらかじめご了承ください。

■問い合わせ先
〒162-0846
東京都新宿区市谷左内町 21-13
　　株式会社技術評論社　書籍編集部
「ケアプラン困ったときに開く本」係
　FAX番号　　：03-3267-2269
　技術評論社 Web：
　　http://gihyo.jp/book